CHRISTOPH ZABROWSKI

MITOCHONDRIEN THERAPIE

Das Praxisbuch

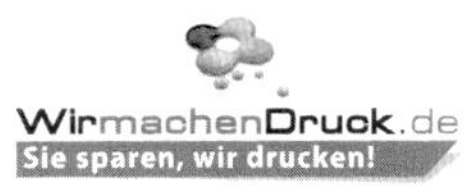

Alle Ratschläge in diesem Buch wurden vom Autor und vom Verlag sorgfältig erwogen und geprüft. Eine Garantie kann dennoch nicht übernommen werden. Eine Haftung des Autors beziehungsweise des Verlags für jegliche Personen-, Sach- und Vermögensschäden ist daher ausgeschlossen.

Email: info@edition-lunerion.de
www.edition-lunerion.de

Psiana eCom UG
Berumer Str. 44
26844 Jemgum

Inhalt

Vorwort

Leider überfüllen heutzutage immer mehr chronisch Kranke die Praxen von Ärzten, doch geholfen wird ihnen meist nicht. Stattdessen werden die Beschwerden als Einbildung abgetan oder die verschriebenen Medikamente tragen zu einer weiteren Verschlechterung des Gesundheitszustands bei. Die Liste dieser Krankheiten ist lang, seien es Bluthochdruck, Migräne, Übergewicht, Reizdarm, Schlafstörungen, Rheumatismus, aber auch Autoimmunerkrankungen.

Was im Körper dabei vor sich geht, sind fehlgeleitete Reaktionen in den Zellen und solange diese nicht erkannt werden, kann auch die beste verabreichte Medizin nicht helfen. Daher sehen ganzheitlich arbeitende Therapeuten den Schlüssel vieler Erkrankungen in einem gestörten Zellstoffwechsel. Denn was passiert nun durch diese fehlgeleiteten Reaktionen? Sie breiten sich im Körper wie ein Lauffeuer aus und schließlich werden aus den Beschwerden der Patienten sichtbare Erkrankungen, welche endlich diagnostiziert und behandelt werden können – behandelt mit Medikamenten, welche reich an Nebenwirkungen sind und parallel weitere Stoffwechselprobleme verursachen können. Es wird ein Kreislauf kreiert, welcher eine Heilung oft gänzlich ausschließt.

Das Wissen in der heutigen Zeit hat uns jedoch dazu verholfen, die Ursache von Krankheiten und Alterserscheinungen in den Mitochondrien, den Kraftwerken unserer Zellen, zu suchen und nicht, wie jahrzehntelang angenommen, beispielsweise im geschädigten Erbgut. In diesem Buch werden Sie unsere kleinen Energielieferanten noch besser kennen lernen, Hinweise zu einer besseren Diagnostik und Therapie finden und zum Schluss erhalten Sie noch einen 4-Wochen-Therapieplan an die Hand.

Gesundheit im Wandel der Zeit

Sie haben es bestimmt selbst bereits gemerkt, dass sich das Verhalten gegenüber der eigenen Gesundheit stark gewandelt hat. Es gab Zeiten, da war es völlig normal, zu natürlichen Mitteln mit pflanzlichen Wirkstoffen zu greifen, um verschiedene Beschwerden zu lindern und zu heilen. Gegenwärtig kommen stattdessen chemische Medikamente zum Einsatz, die, wie im Vorwort beschrieben, zu weiteren gesundheitlichen Problemen führen können und deren Wirksamkeit nach mehrfacher Einnahme stark nachlässt oder gegen die der Körper eine Resistenz entwickelt. Wer selbst andauernd krank ist und gefühlt einem optimalen Gesundheitszustand hinterherhinkt, weiß, wie frustrierend es sein kann. Wenn Sie also selbst an Symptomen, wie zum Beispiel an andauernder Müdigkeit, massiver Erschöpfung bereits am Mittag, häufigen Infekten, Depressionen, einem unerfüllten Kinderwunsch, Sodbrennen, Bluthochdruck und unklaren Schmerzen, leiden, eventuell sogar mehrere Begleiterscheinungen haben, seien Sie sich sicher, es gibt diese eine gemeinsame Ursache. Sobald diese Ursache erkannt wird, können Krankheiten richtig behandelt werden und es kann sogar eine vollständige Heilung eintreten. Der Titel dieses Buches lässt es schon erahnen. Die Ursache liegt in den Mitochondrien. Werden diese kleinen Zellorganellen geschädigt oder kommt es zur Beeinträchtigung bei ihrem Zellstoffwechsel, können sie ihre Funktion nicht mehr richtig ausüben und die Folge davon sind die verschiedensten Krankheiten und Leidensgeschichten, die im Körper vorkommen und die wir tagtäglich mitschleppen.

Um wieder einen Schritt Richtung Heilung auf natürliche Weise zu machen, kommt der Mitochondrientherapie eine enorme Bedeutung zu, denn diese Art von Medizin kann die entkräfteten Mitochondrien regenerieren und unterstützen. Symptome verringern sich, Beschwerden werden gelindert und Krankheiten können sogar ganz verschwinden.

Dieser Ratgeber wird Ihnen viele hilfreiche Anregungen und interessante Aspekte, angefangen bei der Pflanzenheilkunde über die richtige Ernährung bis hin zur Mitochondrientherapie als Therapieform, liefern. Sie bekommen wertvolle Tipps, die sich in Ihren Alltag leicht integrieren lassen, diese Art Therapie besitzt einfache Grundprinzipien, die auch für Sie leicht umzusetzen sind.

Pflanzenpower

Die sogenannte Phytotherapie ist eine der fünf Säulen der Naturheilkunde und gehört zu den ältesten medizinischen Therapien. Pflanzen und auch deren Bestandteile, wie z. B. Wurzeln, Blätter und Blüten, werden durch bestimmte Zubereitungsverfahren zur Vorbeugung, Linderung und auch Heilung verschiedenster Krankheiten, ob akut oder chronisch, bei Mensch und Tier angewendet.

Pflanzen als natürliche Medizin

Die Heilpflanze zählt zu den Formen der alternativen Medizin und kommt direkt aus der Natur. Schon seit Jahrhunderten werden Pflanzen von Menschen angebaut und verwendet, um Krankheiten und Alltagsbeschwerden, wie Unruhe oder Magen-Darm-Beschwerden, zu behandeln. Die pflanzlichen Inhaltsstoffe greifen hierbei aktiv in das Stoffwechselgeschehen des Organismus ein und entfalten dort, wo sie im Körper gebraucht werden, ihre Wirkung. Sowohl bei bereits bestehenden Erkrankungen als auch zur Prophylaxe finden Pflanzen Anwendung und erfreuen sich einer immer weiter wachsenden Beliebtheit.

Unbewusst und ohne uns darüber im Klaren zu sein, nehmen wir tagtäglich die verschiedensten heilsamen Wirkstoffe durch unsere Lebensmittel zu uns. Ein simpler Apfel hat mehr als nur die bekannten Vitamine C und E zu verzeichnen, sondern auch den Ballaststoff Pektin, welcher hilfreich bei unserer Verdauung ist. Verzehren Sie den Apfel daher unbedingt mit Schale, unter und in dieser verbergen sich die Pektine. Aber auch die Art der Zubereitung birgt unterschiedliche Vorteile. Bleiben wir beim Apfel, denn dieser bindet im geriebenen Zustand im Darm die Flüssigkeit und wirkt somit Durchfall entgegen. Das haben wir den Pektinen zu verdanken, da durch Reibung die Oberfläche der Apfelstücke vergrößert und die Pektine dadurch eine noch höhere Wirkung erlangen. Wichtig zu erwähnen ist noch, dass Sie den Apfel unbedingt 15 Minuten im geriebenen Zustand stehen lassen sollten, da sich dadurch noch mehr Pektine bilden. Ein warmer Apfelbrei oder frisch gepresster Apfelsaft hilft hingegen bei Verstopfung. Verantwortlich sind die Gärstoffe, die eine abführende Wirkung erzielen.

Sie kennen bestimmt auch die Wirkung von Baldrian bei Einschlafproblemen oder Lavendel zur Beruhigung. Aloe vera wirkt zur Verbesserung bei gereizter und irritierter Haut und als großartige Hilfe bei Sonnenbrand oder Insektenstichen durch die antibakterielle und zugleich heilungsfördernde Wirkung. Innerlich angewendet als Saft oder Tee, verbessert Aloe vera die Darmflora und ist hilfreich bei Verdauungsstörungen oder Allergien. Salbei eignet sich dagegen hervorragend zur Desinfizierung, während die Kamille zur

Vorbeugung viraler oder bakterieller Erkrankungen zum Einsatz kommt. Im Kapitel „**Mit Pflanzen heilen**“ wird nochmals auf die Wirkungen der verschiedenen Pflanzen zurückgegriffen.

DAS GEHEIMNIS DES CHLOROPHYLLS

Chlorophyll ist der Farbstoff, dem Pflanzen ihr Grün verdanken und der gleichzeitig ein wichtiger Faktor bei der Photosynthese ist. Mithilfe dieses Pigments sind Pflanzen in der Lage, Licht in Energie umzuwandeln, sodass diese wachsen und sich vermehren können.

Exkurs:

Photosynthese und Zellatmung einer Pflanze

Für die Photosynthese benötigt eine Pflanze in allererster Linie Licht von der Sonne. Dieses Licht nehmen Pflanzen über das Chlorophyll auf. Neben der Lichtenergie spielen außerdem noch Wasser, über die Aufnahme durch den Boden mithilfe ihrer Wurzeln, und Kohlenstoffdioxid (CO_2) aus der Luft eine wichtige Rolle.

Mithilfe dieser drei Komponenten findet in den Zellen, den sogenannten Chloroplasten der Pflanze, die Photosynthese statt, in welcher sich auch das Chlorophyll befindet. Was nun stattfindet, ist eine Umwandlung von Licht, Wasser und CO_2 in Zucker und Sauerstoff (O_2). Der Zucker ist hierbei der Speicherort der Energie und den Sauerstoff atmen Mensch und Tier wiederum ein.

Im zweiten Schritt wird diese Energie in der Zellatmung freigelegt, in den Mitochondrien. Aus Zucker und O_2 wird Energie, CO_2 und Wasser. Die Pflanze hat nun die Energie erzeugt, die ihr das Wachstum ermöglicht und um andere Vorgänge innerhalb ihrer Zellen durchführen zu können.

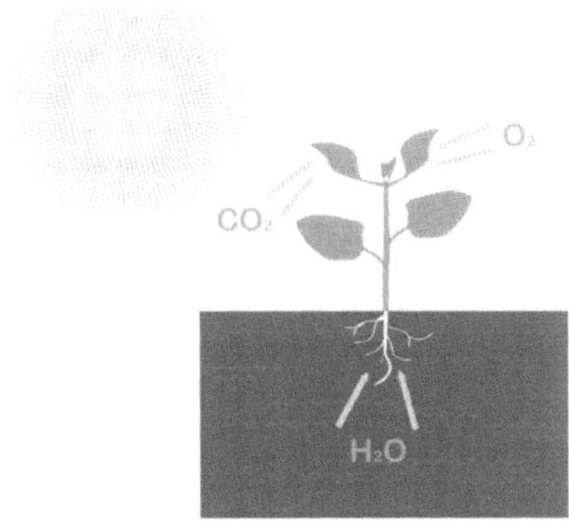

Chlorophyll ist ein sehr mächtiger Stoff, daher erfreut er sich immer mehr an Beliebtheit in der täglichen Ernährung und ist ein wahres Wunder der Natur. Zu finden ist Chlorophyll vor allem in Spinat, Algen (zum Beispiel Chlorella und Spirulina), Alfalfa und dem Superfood Weizengras. Generell lässt sich sagen, je grüner eine Pflanze oder ein Gemüse ist, desto mehr Chlorophyll ist vorhanden.

Exkurs:

Superfood – Vitamine vor der Haustür

Derzeit wird häufig mit dem Begriff „Superfood" um sich geworfen, doch was genau verbirgt sich hinter diesem Wort?

Als Superfood werden jene Lebensmittel bezeichnet, die eine sehr hohe Nährstoffdichte vorweisen und mit vielen Vitaminen und Mineralstoffen dienen. Sie gelten daher als besonders gesund. Bekannt sind meist die exotischen Früchte mit langen Transportwegen und einer eher schlechteren Ökobilanz, wie beispielsweise die Avocado mit ihren ungesättigten Fettsäuren. Diese lassen sich ebenfalls in Walnüssen finden. Während die Acai-Beere durch ihre Anthocyane, die wasserlöslichen Pflanzenfarbstoffe, entzündungshemmend ist, so finden sich dieselben Wirkstoffe auch in heimischen Blaubeeren und dunklen Trauben wieder.

Die Wirkungsweisen sind vielfältig und keinesfalls außer Acht zu lassen. So wird das grüne Elixier als Blut der Pflanze bezeichnet und es ist überaus hilfreich bei der Bildung roter Blutkörperchen. Blutarmut kann effektiv behoben werden. Es entgiftet auch den Körper von krebserregenden Stoffen, wie das Gift von Schimmelpilzen oder Schwermetallen. Ebenfalls unser Darm profitiert von Chlorophyll, da es eine stark reinigende Wirkung hat. Durch die Aufnahme von Chlorophyll erhalten wir Sauerstoff in flüssiger Form, bekannt auch als das Sonnenlicht. Da unsere gesamte Existenz von der Sonne abhängt, ist es nur verständlich, dass wir dadurch vital und gesund bleiben.

Sie sehen hier noch einige weitere Beispiele für die positive Wirkung:

- Unsere **Haut** und damit unser **Hautbild** werden **verbessert**, da Infektionen schneller abheilen beziehungsweise erst gar nicht zustande kommen. Auch Falten entstehen langsamer. Ebenfalls hat es eine positive Wirkung gegen Akne und auf die Verkleinerung der Poren. Durch die Antioxidantien im Chlorophyll ist eine Verlangsamung der Hautalterung durch UV-Strahlen wissenschaftlich bestätigt.
- Unsere **Energie** kann **gesteigert** werden, da Chlorophyll und das Hämoglobin sich chemisch ähneln. So unterstützt Chlorophyll das Hämoglobin bei seiner Arbeit und sorgt für einen zusätzlichen Aufbau weiterer roter Blutkörperchen.

• Sie kennen bestimmt den Trend grüner Smoothies, die vor Chlorophyll nur so strotzen. Tatsächlich helfen Selleriesaft und Co. beim **Abnehmen**, da Hungergefühle gehemmt werden und dadurch die Aufnahme der Kalorien reduziert wird. Zudem sind diese Smoothies vollgepackt mit Vitaminen und Antioxidantien.

• Chlorophyll ist hervorragend für den **Säure-Basen-Haushalt**, da es Lebensmittel mit säurebildenden Substanzen neutralisiert. Das Ergebnis ist mehr Energie und Vitalität. Gleichermaßen unterstützt es die **Leber** durch seine alkalischen Merkmale.

• Weiterhin verhindert und neutralisiert Chlorophyll schlechte **Körpergerüche**, da es deodorierende Eigenschaften besitzt. Daher findet man heutzutage immer mehr Deos und Mundspülungen mit diesem Inhaltsstoff.

Die Funktion von ATP

Wussten Sie, dass unser Herz ungefähr 100.000-mal am Tag schlägt und rund 12.000 Liter Blut durch 1.600 Gefäße zu unseren Organen pumpt? Oder dass unsere Lungen sechs bis neun Liter Luft pro Minute filtern?

Ohne das Nukleotid **Adenosintriphosphat**, abgekürzt **ATP**, ist der Mensch nicht überlebensfähig und würde nach nur wenigen Sekunden sterben. ATP ist unser wichtigstes Energiemolekül und der Hauptenergiespeicher aller Zellen. Für alle täglichen, tausend stattfindenden Vorgänge und Prozesse wird es als Antrieb benötigt. Es ist wie das Benzin für unsere Autos.

Ein Erwachsener bildet pro Tag etwa 60 bis 70 kg ATP. Es lässt sich also grundsätzlich sagen, dass die Menge dem Körpergewicht einer Person entspricht. Bei einer Maximalanforderung kann der Bedarf auch auf 100 kg ansteigen. Eine Produktion auf Vorrat und eine übermäßige Speicherung von den Zellen sind dennoch nicht gegeben, da bereits nach 5 Sekunden Belastung das ATP gänzlich aufgebraucht ist und neu produziert werden muss. Daher werden auch in Bluttests nur geringe Mengen gemessen.

Exkurs:

Was sind Nukleotide?

Nukleotide sind die Untereinheiten von DNA (Desoxyribonukleinsäure) und RNA (Ribonukleinsäure), also ein Grundbaustein dieser, und aus einer Phosphatgruppe, einem Zucker und einer Base aufgebaut, welche wiederum aus einem Ring von Stickstoff- und Kohlenstoffatomen besteht.

Das Wort „Adenosintriphosphat" beinhaltet das griechische „tri" für drei. Es besitzt die Bestandteile Adenin, Ribose und drei Phosphorsäurereste. Selbst gibt ATP die Energie allerdings nicht ab. Bei einem Vorgang, der **Hydrolyse** genannt wird, reagiert es mit Wasser und ein Phosphatrest wird vom ATP abgetrennt. Das energiewärmende Molekül **Adenosindiphosphat**, kurz ADP, entsteht und kann für viele energieverbrauchende Prozesse in den Zellen verwendet werden, so für:

- **die Entstehung von Kraft und Muskelbewegungen**
- **den aktiven Transport von Substraten über die Membranen**
- **die Neusynthese von organischen Molekülen**

Wie und wo genau ATP produziert wird, lesen Sie im Kapitel **Medizinischer Hintergrund.**

BIOVERFÜGBARKEIT

Unter dem Begriff Bioverfügbarkeit versteht man, wie schnell und in welchem Umfang ein Arzneimittel und dessen Wirkstoff nach der Einnahme im Blutkreislauf ankommt und im Körper wirkt. Bei intravenös, also in die Vene, verabreichten Medikamenten liegt die Bioverfügbarkeit bei 100 %. Oral eingenommene Mittel hingegen entfalten die Wirkung erst nach einer gewissen Zeit. Damit eine hohe oder niedrige Bioverfügbarkeit festgestellt werden kann, wird nach der Einnahme eines Medikaments, durch eine Blutprobe, die Plasmakonzentration gemessen.

Um die bestmögliche Bioverfügbarkeit in einem Wirkstoff zu haben, ist es wichtig, qualitativ hochwertige Präparate einzunehmen, denn es hängt von verschiedenen Faktoren ab, die diese beeinflussen.

Ein Faktor ist beispielsweise die Größe des Moleküls. Damit der Wirkstoff eines Arzneimittels im Blutkreislauf ankommen kann, muss dieses durch verschiedene Membranen dringen. Kleinere Moleküle sind dazu besser in der Lage als größere Moleküle. Eine weitere Rolle spielt die Resistenz gegenüber der Magensäure. Sollte diese Säure eine eingenommene Tablette und deren Wirkstoff zerstören, so beträgt die Bioverfügbarkeit 0 %. Auch die Kombination verschiedener Lebensmittel ist relevant und ebenfalls, wie gut Sie diese vorher kauen. Der Körper kann die Nährstoffe einer nicht gut zerkauten Nahrung schlechter aufnehmen.

Anmerkung:
Der erste Gang der Verdauung ist das gründliche Kauen und die Einspeichelung von Nahrung, da die Enzyme, die im Speichel enthalten sind, das Essen bereits zersetzen. Außerdem kann so Verdauungsbeschwerden vorgebeugt werden.

Die Höhe der Bioverfügbarkeit lässt sich außerdem eigens beeinflussen. Folgendes sollten Sie mit einer gleichzeitigen Einnahme von Arzneimitteln vermeiden:

- Nehmen Sie Ihre Tabletten oder Nahrungsergänzungsmittel immer mit Wasser ein, da beispielsweise Kaffee die Bioverfügbarkeit reduzieren kann.
- Auch Fruchtsäfte verstärken oder schwächen die Wirkung ab.
- Oxolate in Blattgemüse, wie in Mangold oder Spinat, verringern die Wirksamkeit massiv. Tee und Kakao zählen ebenfalls dazu. Lediglich das Erhitzen dieser Lebensmittel schwächt die Oxalsäure ab.

Eine Erhöhung der Bioverfügbarkeit aufgrund einer besseren Aufnahme von unserem Körper lässt sich hingegen wie folgt erzielen:

- Kombinieren Sie die Vitamine A, D3, E und K mit hochwertigen Ölen,
- nehmen Sie Kalzium gemeinsam mit Vitamin D ein und
- Eisen zusammen mit Vitamin C.

Mit Pflanzen heilen

Bei der Phytotherapie geht es um einen speziellen Zweig der Medizin, welcher die heilende Wirkung von Pflanzen behandelt, untersucht und auch anwendet. Pflanzen sind die ältesten Heilmittel, die es gibt, da sie bereits vor Jahrtausenden als Grundstoffe für Arzneimittel hergenommen wurden. Vor allem in Indien und China wurden zu damaliger Zeit schon Heilpflanzen angebaut. Auch heute noch beziehungsweise immer mehr Menschen machen Gebrauch von der Pflanzenheilkunde, da die vielen positiven Wirkungen von Pflanzen mittlerweile auch wissenschaftlich bestätigt sind. Ein großer Vorteil von pflanzlichen Medikamenten im Gegenteil zu chemischen Arzneimitteln liegt bei den viel geringeren Nebenwirkungen.

Vorsicht ist jedoch trotzdem geboten, denn auch bei Pflanzen sollte man sich über etwaige Nebenwirkungen, wie etwa Allergien, informieren und darauf achten, die richtige Dosis zu verwenden, da diese toxisch sein kann. Ebenso ist eine Kenntnis über giftige Pflanzenteile wichtig. Konsultieren Sie daher besser einen ausgebildeten Phytotherapeuten, der Sie fachkundig berät und Ihnen entsprechende Dosen verschreibt.

Anwendungen sollten auch nach maximal 4 Wochen beendet werden, da Reizungen bei Dauergebrauch provoziert werden.

Der französische Arzt Henri Leclerc prägte den Begriff der Phytotherapie sehr stark. Er definierte die Phytotherapie als Behandlung und Prävention von Erkrankungen mithilfe von Pflanzen sowie aus Pflanzen gewonnenen Produkten. Daher werden pflanzliche Arzneimittel auch als Phytopharmaka oder pflanzliche Drogen bezeichnet.

Anmerkung:
Unter pflanzlichen Drogen versteht man getrocknete und zerkleinerte, lagerfähige Pflanzen oder Teile davon. Die Bearbeitung kann deren pharmazeutische Qualität beeinflussen. Eine zu große Lagerung und Bevorratung sollten daher nie erfolgen.

Die Arten der Zubereitung sind sehr vielfältig, ebenso kann sowohl eine äußerliche als auch eine innere Anwendung genutzt werden.

Das **Abkochen** kommt bei härteren Pflanzenteilen, wie zum Beispiel Hölzern, Samen, Rinden und Wurzeln, zum Einsatz. Es handelt sich hierbei um wässrige Auszüge.

Aufgüsse sind ebenfalls flüssige Tinkturen aus Drogen. Innerlich angewendet entfalten sich die Wirkstoffe in Form eines Tees und äußerlich als Wickel, Umschlag oder auch zur Inhalation.

Mazerate sind Kaltauszüge. Durch eine Mischung mit Wasser oder Alkohol oder durch ein Gemisch aus beidem werden die Wirkstoffe frisch geschnittener Arzneipflanzen ausgezogen. Geeignet ist diese Form der Zubereitung für Pflanzen, deren Inhaltsstoffe durch Hitze zerstört werden. Dazu zählen Eibisch, Malve, Isländisch Moos, Huflattich, Sonnentau und der Spitzwegerich.

Breiumschläge werden aus grob gepulverten oder fein geschnittenen Drogen gemeinsam mit Wasser hergestellt. Zur äußerlichen Anwendung kommen die Umschläge lokal auf die betroffene Stelle und entfalten dort ihre Heilkraft. Während Schleimstoffdrogen, wie der Eibisch oder Leinsamen, lindern, so wirken Umschläge mit Kamille oder Thymian kühlend und desinfizierend.

Weiterhin gibt es einige unterschiedliche Wirkstoffe, die in Heilpflanzen vorkommen und dem Stoffwechsel der Pflanze entstammen. Durch den Primärstoffwechsel, auch bekannt als Photosynthese, entstehen sogenannte sekundäre Pflanzenstoffe, die zur Erhaltung der Gesundheit beziehungsweise zur Heilung verschiedener Krankheiten beitragen. Nachfolgend erfahren Sie mehr über die Wirkstoffgruppen dieser Sekundärstoffwechselprodukte.

Alkaloide sind Naturstoffe, basische und bitterschmeckende Stickstoffverbindungen, die im Prozess des Stoffwechsels von Pflanzen entstehen. Die Einnahme der richtigen Dosis ist sehr wichtig, da Alkaloide durch ihre starke Wirkung extrem giftig sind. Zu dieser Stoffgruppe zählen die bekannten Suchtmittel Morphium, Koffein und Nikotin. In kleinen Mengen jedoch können sie eine hemmende und therapeutische Wirkung auf das Nervensystem haben.

Beispiele für weitere Alkaloide sind:

- Morphium und Papaverin, wie Schlafmohn zur Beruhigung und Linderung von Schmerzen
- Herbstzeitlose, diese kommen in der Krebs- und Gichttherapie zum Einsatz
- Immergrün, wird ebenfalls in der Krebstherapie eingesetzt
- Tollkirsche und Stechapfel, werden eher in der Homöopathie eingesetzt

Glykoside sind Pflanzenstoffe, die eine chemische Verbindung mit einem Alkohol- und Zuckermolekül aufweisen und sehr schnell vom Organismus aufgenommen werden können. Die Wirkung der Glykoside ist extrem unterschiedlich. Beispielsweise haben die im Fingerhut vorkommenden Glykoside Digoxin und Digitoxin Einfluss auf die Steigerung der Kontraktionskraft im Herz (es kann mehr Blut durch den Kreislauf fließen), gleichzeitig verlangsamen sie jedoch die Herzfrequenz, was einen Unterschied zu herkömmlichen Herzmedikamenten darstellt.

Weitere Wirkungsweisen sind:

- Anthrachinonglykoside (Sennesblätter, eine Pflanze aus der Unterfamilie der Johannisbrotgewäsche), haben eine abführende Wirkung und stimulieren den Dünndarm
- Triterpenglykoside (Wanzenkraut), sind östrogenartig und wirken im Bereich der weiblichen Geschlechtsorgane, so bei PMS

Senfölglykoside sind eine Untergruppe der Glykoside und weisen einen aufdringlichen Geruch durch das Allylsenföl, welches für den scharfen Geschmack von Senf und Meerrettich verantwortlich ist, auf.

Die Wirkungen dieser sind unter anderem:

- immunanregend
- Förderung der Verdauung
- keimhemmend und pilzabtötend (auch bekannt als pflanzliches Antibiotikum)
- Anregung des Gallenflusses

Saponine sind Stoffe, die die Oberflächenspannung von Wasser verringern, ähnlich wie die normale Seife, daher der Begriff Sapo, und die Vermehrung von Mikroorganismen, wie beispielsweise Pilzen, hemmen. Zum Beispiel wirken die Saponine, die in der Süßholzwurzel vorkommen, antibakteriell, entzündungshemmend und schleimlösend, weshalb sie vor allem bei Atemwegserkrankungen oder Magenproblemen zur Verwendung kommen.

Achtung:
Nicht anwenden bei Blutungen oder Geschwüren im Verdauungstrakt, da die Saponine dadurch in den Blutkreislauf gelangen und die roten Blutkörperchen zerfallen (Hämolyse). Eine Überdosierung kann außerdem zu Brechreiz führen.

Wirkungen:

- antiphlogistisch (entzündungshemmend)
- sekretionsanregend (Bildung der Verdauungssäfte)
- expektorierend (Auswurf fördernd)
- antiexsudativ (Hemmung von Flüssigkeitsaustritten aus Gefäßen und Venen)

Pflanzenbeispiele:

- Efeu
- Rosskastanie
- Seifenkraut
- Primel
- Schlüsselblume

Auch **Bitterstoffe** sind wichtige Wirkstoffe von Heilpflanzen. Meist sind sie Glycoside oder Alkaloide. Bitterstoffe regen sowohl den Appetit als auch die Verdauung an. Die Magensaftsekretion, der Speichel- und Gallenfluss werden gesteigert und es werden Gärungs- und Fäulnisprozesse eingestellt. Wichtige Pflanzen mit Bitterstoffen sind beispielsweise Löwenzahn, Schafgarbe oder die Enzianwurzel. Die Wirkungen sind:

- karminativ (blähungstreibend)
- choleretisch (Anregung des Gallenflusses)
- sekretionsanregend (Bildung der Verdauungssäfte)

Gerbstoffe verbinden sich bei Kontakt mit Eiweißen und verändern deren Struktur, indem Wasser verdrängt oder die Temperaturbeständigkeit erhöht wird. So können sie eine Schutzschicht auf entzündeter Haut oder den Schleimhäuten bilden und dadurch verhindern, dass Bakterien und Fremdstoffe in Wunden oder entzündetes Gewebe eindringen. Sie wirken zudem antibakteriell, entzündungshemmend und blutstillend. Zum Einsatz kommen Gerbstoffe äußerlich zum Gurgeln oder bei Wunden, innerlich hauptsächlich bei Magen-Darm-Erkrankungen. Bei einer Alkaloid- oder Schwermetallvergiftung wirken sie als Antidot, also Gegengift. Beispiele für das Vorkommen von Gerbstoffen sind Tee, Kaffee oder Walnussblätter und die Rinde von Eichen. Ihre Einsatzgebiete sind folgende:

- absorbtionshemmend (Abdichtung der Zellmembran)
- antiphlogistisch (entzündungshemmend)
- adstringierend (zusammenziehend)
- bakteriostatisch (Verhinderung des Bakterienwachstums)

Flavonoide sind ein Farbstoff, den Pflanzen bilden. Sie wirken ebenfalls entzündungshemmend. Eine flavonoidreiche Ernährung kann vor Herz-Kreislauf-Erkrankungen schützen, da sich diese günstig auf die Blutgefäßwände auswirken. Weiterhin kommen Flavonoide häufig zum Einsatz bei Venenerkrankungen, Bluthochdruck und Arteriosklerose (Verkalkung der Arterien). Die in Ginkgoblättern vorkommenden Flavonoide gelten außerdem als durchblutungsfördernd. Auch die Farbstoffe von Beeren gehören zu den Flavonoiden. Vor allem in den Aronia-Beeren sind sie enthalten.

Die Wirkungen sind sehr vielfältig:

- antiphlogistisch (entzündungshemmend)
- Hemmung der Blutgerinnung
- broncholytisch (bronchienerweiternd)
- Senkung des Blutdrucks
- spasmolytisch (krampflösend)
- hepatoprotektiv (die Leber schützend)
- antiödematös (abschwellend)

Pflanzenbeispiele sind:

- Mariendistel
- Weißdorn
- Rosmarin
- Holunder
- Kiefer

Ätherische Öle sind stark duftende Pflanzenstoffe und sehr beliebt in der Aromatherapie, da die heilenden Informationen das gesamte bioenergetische System eines Individuums beeinflussen. Dazu gehören zum Beispiel:

- Karminativa (gegen Blähungen), wie Fenchel, Anis und Kümmel
- Amara aromatica (Bittermittel), wie Enzian, Galgant und Ingwer; auf den Organismus wirken sie kräftigend und sie regen zudem die Verdauungssekretion (Magensaft, Dünndarmsaft) an
- Expektoranzien (fördern das Abhusten von Schleim), wie Isländisch Moos und Thymian
- Diuretika (harntreibende Mittel), wie Birkenblätter, Schachtelhalmkraut und Wacholder

Schleimstoffe sind Stoffe, die im Wasser aufquellen und somit auch zu zähflüssigen Lösungen werden können. Sie bilden einen Schutzfilm auf gereizter, wunder Haut oder Schleimhaut und wirken so entzündungshemmend. Bei Magen-Darm- oder Stoffwechselerkrankungen sind sie beliebte Nahrungsersatzmittel, da unlösliche Schleimstoffe wie sie zum Beispiel in Flohsamenschalen enthalten sind, bei Verstopfung helfen und nicht verdaut werden, sondern im Darm aufquellen, Toxine an sich binden und somit stuhlregulierend wirken. Als Geschmackskorrigens können sie weiterhin bitter-schmeckende Arznei verbessern.

Wirkungsbeispiele sind:

- wundheilend
- reizmindernd bei Magen-Darm-Erkrankungen, Durchfall, Bronchitis, Halsentzündungen und leichten Verbrennungen
- auswurffördernd bei Atemwegserkrankungen
- erweichend bei Geschwüren

Scharfstoffe schützen in erster Linie die Pflanzen vor Fressfeinden. Die Wirkungen sind heftige Reaktionen an den Schmerz- und Thermorezeptoren im Haut- und Schleimhautbereich. Durch die Stimulierung der lokalen Durchblutung werden oft tiefer liegende oder chronische Prozesse angetrieben, wodurch Schadstoffe leichter aus dem Gewebe abtransportiert werden können.

Einen hohen Scharfstoffanteil haben vor allem die bekannten Pflanzen Pfeffer, Chili und Paprika.

Durch die Anwendung von Phytopharmaka mit Scharfstoffen werden mithilfe einer Tinktur oder Salbe gezielt Schmerzen gelindert. Dabei sollte jedoch sichergestellt werden, dass das Mittel nicht im Rahmen der Körperpflege in die Augen gerieben wird.

Weitere Wirkungen sind:

- antibakteriell
- desinfizierend
- sekretionssteigernd
- krampflösend
- erweichend
- resorbierend bei abgelagerten Krankheitsprodukten

Weitere innere Anwendungsbeispiele finden Sie in nachfolgender Tabelle.

Heilpflanze	Erkrankungen
Diarrhö (Durchfall)	
Stieleiche	Akute Durchfallerkrankungen
Grüner Tee	Unspezifische Durchfallerkrankungen
Blutwurz	Akute Durchfallerkrankungen und Magen-Darm-Schleimhautentzündungen
Heidelbeere	Unspezifische Durchfallerkrankungen
Brombeere	Akute Durchfallerkrankungen
Erkrankungen der Harnorgane	
Goldrute	Zum Durchspülen bei entzündlichen Harnwegserkrankungen, Nieren- und Blasengrieß, Blasen- und Nierenentzündungen
Brennnessel	Zum Durchspülen bei entzündlichen und bakteriellen Harnwegserkrankungen; unterstützend bei rheumatischen Beschwerden
Katzenbart	Zum Durchspülen bei entzündlichen Harnwegserkrankungen und Nierengrieß
Löwenzahn	Anregende Wirkung zur Harnausscheidung und Leber unterstützend
Hauhechel	Zum Durchspülen bei entzündlichen Harnwegserkrankungen und Harnmengenerhöhung bei Nierenbecken- und Blasenentzündung

Herzinsuffizienz	
Weißdorn	Bei leichten Herzrhythmusstörungen und einer nachlassenden Herzleistung
Erkrankungen der Leber und Galle	
Mariendistel	Stärkung und Unterstützung der Leber und Behandlung bei chronischen Erkrankungen, Verdauungsproblemen und toxischen Schäden der Leber
Schafgarbe	Bei leichten Krämpfen von Magen, Darm und Galle
Löwenzahn	Bei Beschwerden des Gallenflusses und der Verdauung
Artischocke	Leber- und Gallenblasenstörungen, Verdauungsbeschwerden durch Systemstörungen bei Leber und Galle
Pfefferminze	Pfefferminzblätter besitzen eine krampflösende Wirkung bei Gallenblasen- und Gallenwegsbeschwerden
Psychische Unterstützung	
Baldrian, Lavendel und Hopfen	Mittel der Wahl bei Angst und Unruhe und bei Magen-Darm-Beschwerden durch Nervosität
Obstipation (Verstopfung)	
Aloe	Kurzweilige Anwendung bei Verstopfung
Leinsamen	Bei ständiger Verstopfung
Sennes	Kurzweilige Anwendung bei Verstopfung
Faulbaum	Kurzweilige Anwendung bei Verstopfung

Magen-Darm-Erkrankungen	
Eibisch	Schleimhautreizungen in Mund- und Rachenraum sowie Magenschleimhautentzündungen werden gelindert
Kümmel	Bei schwer verdaulichen Beschwerden, wie Blähungen, und bei Magen-Darm-Krämpfen
Anis	Entkrampfende, blähungstreibende, antibakterielle und pilzabwehrende Wirkung
Dill	Appetitanregende, antibakterielle und auswurffördernde Wirkung, bei schwer verdaulichen Magen-Darm-Beschwerden
Löwenzahn	Hilfreich bei Verdauungsbeschwerden, Appetitlosigkeit und Beschwerden des Gallenflusses
Blutwurz	Magen-Darm-Schleimhautentzündungen
Melisse	Bei funktionellen Magen-Darm-Störungen
Walnuss	Bei Magen-Darm-Grippe
Pfefferminze	Sowohl Pfefferminzblätter als auch -öl finden Anwendung bei krampfartigen Problemen im Magen-Darm-Bereich; ferner zur Appetitanregung und bei Erbrechen, Magen- und Darmschleimhautentzündungen
Gelber Enzian	Bei Appetitlosigkeit, Blähungen, Magenverstimmungen und Sodbrennen sowie zur Behandlung bei chronischen Sekretionsstörungen der Verdauungsdrüsen
Heidelbeere	Bei Magenschleimhautentzündungen und Darmentzündungen
Salbei	Bei schwer verdaulichen Magen-Darm-Beschwerden und Blähungen
Stieleiche	Anwendung bei Magenschleimhautentzündung, Darmschleimhautentzündung und Magen- und Darmblutungen
Kamille	Bei Magen-Darm-Beschwerden mit Krämpfen, Entzündliche Krankheiten im Magen-Darm-Trakt

Lavendel	Bei schwer verdaulichen Magen-Darm-Beschwerden sowie Beschwerden aufgrund von Nervosität
Küchenzwiebel	Gegen Fäulnisprozesse, appetit- und verdauungsfördernd, ein Aufguss wirkt gegen Bakterien und Staphylokokken
Leinsamen	Magenschleimhautentzündung, Darmschleimhautentzündung und allgemeine Störungen im Magen-Darm-Trakt
Schafgarbe	Bei Magenentzündungen, krampfenden Beschwerden im Bereich des Magens, Darms und der Galle und bei Appetitlosigkeit

Mitochondrientherapie – Was ist das?

Definition

Stellen Sie sich eine Baustelle vor, bei der es nicht vorangeht und ein Stillstand herrscht, aufgrund von fehlendem Strom. Oder ein Auto, das nur noch mit drei Zylindern fährt. Ein Mensch mit einer **Mitochondriopathie** stellt einen ziemlich ähnlichen Vergleich dar.

Unter Mitochondriopathie versteht man eine Störung oder auch Erkrankung der Mitochondrien. Dem Körper fehlt es, einfach gesagt, an ausreichend Energie.

Lange Zeit nahm man an, dass eine Mitochondriopathie ausschließlich auf Erbkrankheiten zurückzuführen ist und bereits im Kindesalter zu den verschiedensten Problemen und Leidenswegen führen kann. Heute weiß man, dass dies auch im Alter auftreten kann. Es handelt sich dabei nicht um spät entwickelte Gendefekte, sondern um eine Fehlfunktion in der Biochemie der Mitochondrien.

Bei der **Mitochondrientherapie** geht es nicht um eine medikamentöse Therapie, sondern um eine Therapie, welche die Mitochondrien stärken und Probleme im Körper verbessern, bestenfalls beseitigen kann. Die Intention ist, die Energieproduktion wiederherzustellen, denn sobald die Funktion der Mitochondrien nicht ausreichend ist, steht dem Körper für seine zahlreichen Vorgänge weniger Kraft zur Verfügung. In jungen Jahren funktionieren unsere Mitochondrien noch hervorragend und auch im Alter werden sie immer wieder neu durch Zellteilung gebildet. Bereits geschädigte Mitochondrien geben jedoch das Defizit als eine Art Kopie an die neu produzierten weiter, weshalb es umso wichtiger ist, diese Erschöpfung wieder zu regenerieren und einen Heilungsprozess voranzutreiben.

Die **Auslöser** eines Defekts sind ganz unterschiedlich, führen aber zu schwerwiegenden Schäden:

- chronischer Stress
- Einnahme unterschiedlicher Medikamente
- oxidativer Stress (freie Radikale)
- Antibiotika
- chronische Entzündungsherde
- chronische Erkrankungen des Darmtrakts
- Mikronährstoffmangel

- Pestizide und Schwermetalle
- mangelhafte Entgiftung des Körpers
- Stoffwechselstörungen
- mechanische Belastungen, vor allem in der Halswirbelsäule

All diese aufgezählten Ursachen begünstigen im Körper Entzündungen und oxidativen Stress. Vom Körper kann dies zwar lange Zeit kompensiert werden, jedoch siedeln sich diese Herde unbemerkt weiter an, bis ein Dauerbeschuss mit Radikalen die Mitochondrien immer weiter zerstört und sichtbare Erkrankungen und Beschwerden erscheinen. Da jede einzelne Körperzelle auf die Mitochondrien angewiesen ist, kommt es zu einer Funktionsbeeinträchtigung der Zelle, sobald eine Belastung vorliegt. Die Hautzelle altert schneller, die Leberzelle kann nicht mehr richtig entgiften und die Muskelzelle verliert an Leistungskraft. Es folgt noch eine weitere Problematik, denn die Mitochondrien sind nicht nur dafür da, Energie zu produzieren, sie leiten bei kaputten Zellen den natürlichen Zelltod ein. So auch bei Krebszellen. Ungesunde Mitochondrien verlieren diese Fähigkeit, somit können Krebszellen überleben und sich vermehren.

Bei folgenden Erkrankungen und Symptomen kann eine Mitochondrientherapie von Vorteil sein, da zahlreiche Körperzellen von einer Störung betroffen sind und eine vorzeitige Alterung, auch aufgrund von einer nachlassenden Hormonproduktion, eintreten kann:

- Burnout und Depression
- Schlafstörungen
- Asthma und chronisch-obstruktive Bronchitis
- Allergien
- andauernde Müdigkeit und Schlafstörungen
- frühzeitige Hautalterung und Alterung der Organe
- chronische Erkrankungen des Magen-Darm-Trakts
- chronische Schmerzen an und im Körper und in den Muskeln
- Autoimmunerkrankungen
- unzureichende Leistung der Herzmuskulatur

Die Mitochondrienmedizin behilft sich bei der Anamnese nicht nur mit den Aussagen und Schilderungen der einzelnen Patienten, sondern auch mit Blut- und Urintests, da hier eine mindere Versorgung an Energie gemessen und nachgewiesen werden kann. Mehr dazu erfahren Sie im Kapitel **„Medizinischer Hintergrund“.**

Zur Therapie gehören verschiedene Eckpfeiler:

- **Psychotherapie**
- **Ernährungstherapie**
- **Darmsanierung**
- **Infusionstherapie**
- **Schwermetallentgiftung**
- **Mikro- und Nährstofftherapie**
- **Stressreduzierung**
- **Bewegung und körperliche Aktivität**
- **Verbesserung der Schlafqualität**

Auf die einzelnen Säulen wird in den nachfolgenden Kapiteln noch weiter eingegangen.

Medizinischer Hintergrund

Um zu verstehen, was genau die Mitochondrientherapie ist, wird nun erklärt, was genau die Mitochondrien eigentlich sind und welche Funktion sie besitzen. Mitochondrien sind die Energiekraftwerke der Zelle und etwa so groß wie ein durchschnittliches Bakterium. Sie haben eine Lebensdauer von etwa 20 Tagen. Durch verschiedene Nährstoffe wandeln Mitochondrien, bei der sogenannten **Zellatmung,** diese in Energie, genannt ATP (Adenosintriphosphat), um und liefern dem Körper so den Treibstoff für alle weiteren Prozesse. Ohne diese wertvollen Organellen würden wir nicht überleben können.

Exkurs:

Das versteht man unter einer Organelle

Organellen sind die kleinen Bestandteile innerhalb einer Zelle. Jede verfügt dabei über eine individuelle Funktion. Einige davon sind mit einer eigenen Zellmembran umhüllt, während sich andere frei im Zellplasma bewegen.

Sie sind zu mehreren Hunderten bis Tausenden in allen Zellen zu finden, außer in den roten Blutkörperchen, da hier mehr Platz für das Hämoglobin benötigt wird. Je aktiver und energiebedürftiger eine Zelle ist, desto mehr Mitochondrien sind in dieser zu finden. So machen die kleinen runden bis längsovalen Teilchen, die besonders enzym-, protein- und lipidreich sind, beispielsweise bis zu 36 % des Herzmuskelgewichts aus. Umschlossen sind sie von einer doppelten Lage von Membranen. Diese gleichen in ihrem Aufbau der Zellmembran. Von der inneren Membranlage falten sich unterschiedliche Schläuche oder Lamellen ab und untergliedern somit das Innere der Zellorganelle in vielfacher Weise.

Sie besitzen ihr eigenes Erbgut, also eine eigene DNA, welche zudem sehr störanfällig ist, da diese nicht, wie die normale DNA einer Zelle, durch einen Mantel geschützt ist. Freie Radikale, also aggressive Zwischenprodukte unseres Stoffwechsels, haben leichten Zugang und können diese schädigen und sogar verändern.

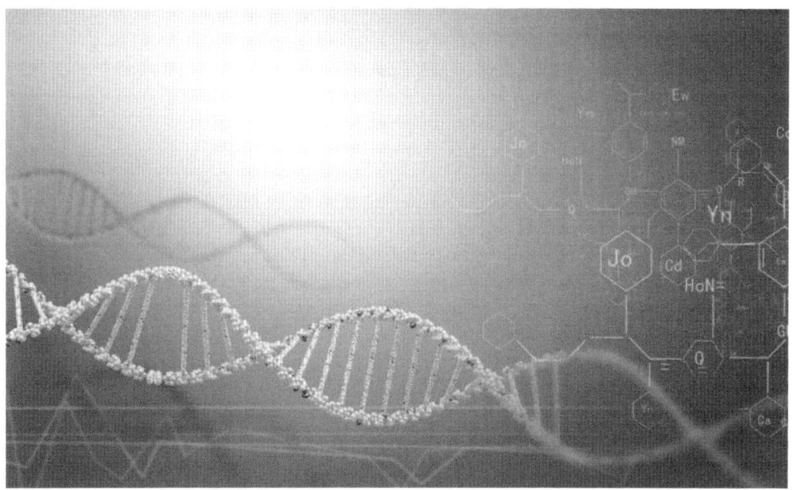

Exkurs:

Freie Radikale – Die Wirkung in unserem Körper

Freie Radikale sind Moleküle und besitzen ein ungepaartes Elektron, was diese sehr reaktionsfreudig und zugleich aggressiv macht. Durch diese Unausgeglichenheit docken sie an anderen Molekülen und Atomen an, um sich zu vervollständigen, indem sie diesen ein Elektron stehlen. Dadurch entstehen weitere freie Radikale. Unser Körper und die Enzyme sind im normalen Gesundheitszustand in der Lage, diese zu beseitigen und abzufangen, bei einer Flut an freien Radikalen ist dies jedoch nicht mehr möglich. So kommt es zu Zellschädigungen und im schlimmsten Fall zu einer Veränderung und Beeinträchtigung der DNA. Diese DNA-Schäden werden dann bei der Zellteilung weitergegeben.

Tipp:
Antioxidantien, auch Radikalfänger genannt, sind die Gegenspieler und in der Lage, sich an die freien Radikale zu heften und diese wieder zu neutralisieren. Der Elektronenraub wird somit verhindert.

Antioxidantien werden zwar durch Enzyme und Hormone vom Körper selbst hergestellt, eine Aufnahme über Nahrungsmittel ist dennoch sinnvoll. Achten Sie daher auf eine Ernährung mit Vitamin C, E, Zink, Selen und sekundären Pflanzenstoffen durch frisches Obst und Gemüse. Da die meisten Antioxidantien in oder direkt unter der Schale sind, empfiehlt es sich, diese möglichst mitzuessen.

Lieferanten sind unter anderem:
- **Äpfel**
- **Heidelbeeren**
- **Johannisbeeren**
- **Brombeeren**
- **Brokkoli**

Aber auch in Kaffee, Kakao, Kräutern und Kernen sind diese zu finden.

Da freie Radikale von unseren Mitochondrien produziert werden und natürlicherweise durch unseren Zellstoffwechsel zustande kommen, wären einzelne Schädigungen nicht weiter schlimm. Kommt es allerdings durch bestimmte Einflüsse, wie beispielsweise eine falsche Ernährung, Alkohol- und Nikotinkonsum oder Umweltgifte, zu einer Masse an freien Radikalen, können die kleinen Kraftwerke fatale Folgen erleiden und sogar zum Stillstand kommen. Es wird weniger Energie geliefert, die Körperzelle verliert an Kraft und es kommt zur Erschöpfung.

Die Hauptaufgabe der Mitochondrien ist also das Erzeugen von Energie. Durch die Nahrungsaufnahme werden die großen Moleküle der Kohlenhydrate und Fette weiter in Einzelbausteine abgebaut, die **Glukose**. Der Abbau der Glukose kann sowohl **aerob**, also mit Beteiligung von Sauerstoff, aber auch **anaerob**, ohne Beteiligung von Sauerstoff, ablaufen. Durch den Abbauweg, welcher Glykolyse genannt wird und sauerstoffunabhängig ist, entsteht das sogenannte **Pyruvat**, eine Brenztraubensäure, welche ein wichtiges Zwischenprodukt im Stoffwechsel darstellt und eine Verbindung mit drei Kohlenstoffatomen aufweist. Dies ist schon die erste Energie, von der zum Beispiel die roten Blutkörperchen leben und mit der auch die normalen Zellen auskommen müssen, aufgrund einer Schädigung der Mitochondrien. Dadurch lässt sich eine immerwährende Müdigkeit und Erschöpfung erklären, da es dem Körper schlichtweg an Energie fehlt.

Dennoch wird diese Energie äußerst schnell bereitgestellt, was eine Rolle bei intensiver Muskelarbeit spielt, wenn in kurzer Zeit sehr viel Kraft entwickelt werden muss. Bei gesunden Menschen und mithilfe von Sauerstoff gelangt das Pyruvat anschließend durch das Blut in unsere Zellen und wird mithilfe des Enzyms **Pyruvat-Dehydrognase** dann zu aktivierter Essigsäure, genannt **Acetyl-CoA**, abgebaut. Für diesen Vorgang werden Cofaktoren, wie etwa Vitamin B1 und 2, Magnesium und Alpha-Liponsäure, eine schwefelhaltige Fettsäure, benötigt. Mangelt es jedoch an diesen Bestandteilen, kann das Pyruvat nicht abgebaut werden und sammelt sich an. Im Blut und im Urin ist es nunmehr messbar und zeigt eine Störung der Energieversorgung an.

Exkurs:

Das passiert, wenn sich das Pyruvat in unserem Körper nicht abbaut

Bei einem Pyruvatstau wird es zu Milchsäure (Laktat) umgewandelt. Da in unserem Stoffwechsel nicht sehr viel von dieser Säure vorgesehen ist, kommt es zu einer Übersäuerung im Körper und in den Muskeln, welche sich auf den gesamten Organismus auswirkt und allerlei Krankheiten, beispielsweise Herz-Kreislauf-Erkrankungen oder Rheuma, zur Folge haben kann.

Es wird auf einem anderen Weg durch diesen Stau zu Milchsäure, also **Laktat**, und ist ebenso in Blut und Urin messbar. Konnte das Pyruvat allerdings in Essigsäure umgewandelt werden, geht diese in den **Citratzyklus** ein. Dieser Stoffwechselweg heißt so, da dieser Kreislauf fortwährend ist und immer dieselben Säuren produziert. Während dieses Zyklus kommt es zum Abbau von Acetyl-CoA und Kohlendioxid entsteht, was wir letztendlich über die Lunge ausatmen. Der Wasserstoff, welcher im Citratzyklus freigesetzt wird, bindet sich sowohl an Coenzyme, NAD (Nicotinamidadenindinukleotid), eine Form von Vitamin B3, welches dadurch zu NADH wird, als auch an FAD (Flavin-Adenin-Dinukleotid), eine Form von Vitamin B2, welches zu FADH2 wird. Beide Stoffe werden von der Mitochondrien-Matrix, in welcher der Citratzyklus stattfindet, im Anschluss an die **Atmungskette** übergeben, ein Stoffwechselweg, der sich im Inneren der Mitochondrien Membran abspielt und als letzte Phase des Glukoseabbaus angesehen wird. Ziel ist es, die zuvor gespeicherte Energie der Glykolyse in ATP umzuwandeln. Die Enzyme der Atmungskette trennen sowohl bei NADH als auch FADH2 den Wasserstoff, geben also ihre Elektronen wieder ab, transportieren diese in den Intermembranraum zwischen der inneren und äußeren Mitochondrien-Membran und sammeln sich dort an. NAD und FAD gelangen zurück in den Glykolyse- beziehungsweise Citratzyklus und alles beginnt erneut. Währenddessen durchwandern die zuvor abgetrennten Elektronen im Intermembranraum vier verschiedene Multienzymkomplexe und werden hier immer weiter aufgespalten, bis diese final auf Sauerstoff, den wir mit der Einatmung aufnehmen und der mithilfe der roten Blutkörperchen zu unseren Zellen transportiert wird, übertragen werden. Durch die Reaktion Sauerstoff mit Wasserstoff kommt es zu einer modifizierten Knallgasreaktion und ATP entsteht. Bei dieser Reaktion werden bis zu 28 Moleküle ATP frei, die die Aufrechterhaltung der Zelle und all ihrer Funktionen garantiert.

Auf einen Blick:
Aufgaben der Mitochondrien
- Herstellung von Energie zur Durchführung aller Körperprozesse
- beteiligt an der Herstellung verschiedener Hormone
- Einleitung von natürlichem Zelltod

Bezüge zur Heilkunde

Bei der Mitochondrientherapie wird jeder Mensch als Ganzes betrachtet, also Körper, Geist und Seele, da es sich hier um eine **Ursachenmedizin** handelt und sie sich der Naturheilkunde bedient. Die Ursachenmedizin besagt dabei, dass der Körper erst in der Lage ist, vollständig zu heilen, wenn dieser im Einklang ist. Der erste Ansatz bei der Heilkunde ist immer, die genaue Ursache zu erforschen und an dieser anzusetzen. Wo genau fehlt es an Energie und in welcher Form kann diese zugeführt werden? Das Hauptziel ist dabei immer dasselbe: den Energiestoffwechsel wieder zu normalisieren, sodass der Körper seine Selbstheilungskräfte von Neuem entfachen kann.

Dimensionen der Mitochondrientherapie

Wie bereits erwähnt, gehören zur Mitochondrientherapie viele verschiedene Ansätze, die alle eine besondere Bedeutung haben und sich bei der Heilung der gestressten Kraftwerke bewährt haben. Diese werden nachstehend näher erläutert.

Mikronährstofftherapie

Darunter wird die Behandlung von Erkrankungen mit natürlichen Stoffen, wie beispielsweise **Vitaminen, Spurenelementen** oder **Mineralstoffen**, verstanden. Für eine funktionierende Mitochondrienproduktion und Energiegewinnung müssen dem Körper ausreichend Nährstoffe zur Verfügung stehen. Hier hilft ganz besonders das **Schilddrüsenhormon T3**, da es die Bildung der Mitochondrien vorantreibt und generell der Energiestoffwechsel zum Teil von Schilddrüsenhormonen reguliert wird. Eine ausgezeichnete Versorgung, besonders mit **Selen, Zink** und **Jod**, ist sehr wichtig. Warum das so ist, wird nachfolgend genauer erklärt.

Die meisten Nährstoffe werden mit der Nahrung aufgenommen, die Qualität derer wird jedoch durch verschiedene Faktoren negativ beeinflusst, seien es der Kunstdünger, lange Transportwege, die Massentierhaltung oder auch die stark verarbeitete Zubereitung in der Küche. Hinzu kommen noch persönliche Laster, wie beispielsweise Stress, Nikotin- und Alkoholkonsum, ebenso eine einseitige Ernährung. Hier ist eine Zufuhr von Mikronährstoffen unumgänglich.

Da in vielen Prozessen und Reaktionen im Körper **Kalium, Magnesium** oder **Spurenelemente** wichtig sind, ist eine Zufuhr und damit der Ausgleich im Organismus von großer Bedeutung, damit andere Stoffe erst optimal wirken können. Ebenfalls ist eine Einnahme von **Vitamin D**, vor allem im Winter, ein großer Vorteil, da die gesundheitlichen Aspekte dieses Vitamins schnell genutzt werden sollten. Neben der besseren Aufnahme von Phosphat und Kalzium ist das Vitamin noch am Stoffwechsel der Knochen beteiligt.

Substituiert werden sollten immer zuerst Kalium und Magnesium in Form von Citraten. Um einen eventuellen Mangel festzustellen, wäre eine Analyse wünschenswert.

Liegen Ihnen keine Laborwerte vor, empfiehlt sich die Einnahme sowohl von Kalium als auch von Magnesium für Erwachsene wie folgt:
300 mg morgens und abends.

Achtung:
Magnesium nicht gleichzeitig mit Zink und/oder Kalzium einnehmen, da die Aufnahme der einzelnen Nährstoffe gehemmt werden kann. Ein Abstand von mindestens zwei Stunden ist optimal.

Zink ist als Cofaktor für etwa 300 Enzyme unverzichtbar und beispielsweise bei der Blutbildung, dem Säure-Basen-Haushalt, bei der Wirksamkeit mancher B-Vitamine, dem Alkoholabbau und bei der DNA-Synthese beteiligt. Außerdem hemmt Zink die Umsetzung von männlichen in weibliche Hormone. Ein Mangel an Zink führt unter anderem zu Haarausfall, Hautveränderungen um den Mund herum, eingerissene Mundwinkel, Blutarmut, aber auch hat es Auswirkungen auf unser Immunsystem und die Bereitstellung der Energie in den Mitochondrien. Auch hier empfiehlt sich ein Bluttest, um einen eventuellen Mangel festzustellen. Ist dieser nachgewiesen und haben Sie die oben genannten Symptome, muss Zink zwingend eingenommen werden.

Es empfiehlt sich auch hier eine Einnahme für Erwachsene von:
15-30 mg Zink als Orotat

Achtung:
Bei einer Nierenfunktionsstörung ist Vorsicht geboten, da Zink sich im Körper ansammeln kann und es zu Magen-Darm-Beschwerden, Kopfschmerzen und Appetitverlust kommen kann.

Selen ist ein Spurenelement und häufig liegt ein Mangel bei uns Menschen in Deutschland, aufgrund selenarmer Böden, vor. Für das Enzym Glutathionperoxidase ist es ein unverzichtbarer Bestandteil, da es die Zellen und Mitochondrien vor den Sauerstoffradikalen schützt. Ursachen für diese Radikale sind folgende:

- starke körperliche Belastung
- chronisch-psychischer Stress
- Schilddrüsenüberfunktion
- radioaktive Belastung
- Rauchen
- Schwermetallbelastung
- chronische Entzündungen
- Mangel an Glutathion, Selen, Zink, Kupfer und Eisen
- UV-Licht, übertriebenes Sonnenbaden

Wie schon erwähnt, ist Selen für die Bildung des Schilddrüsenhormons T3 erforderlich. Es wird zur Einnahme von
50-100 mg Selen geraten für Erwachsene.

Achtung:
Selen sollte nicht zusammen mit Vitamin C eingenommen werden, da die Wirkung von Selen beeinträchtigt oder auch gänzlich zerstört werden kann. Ein Zeitabstand von einer Stunde sollte bestenfalls eingehalten werden. Bei organischem Selen besteht diese Einschränkung nicht.

Fehlt dem Körper **Jod**, fehlt es ebenso an Energie. Der Körper kann dieses Spurenelement nicht selbst herstellen, daher ist eine Zufuhr von ganz großer Bedeutung. Auch hier wurde bereits erwähnt, dass Jod für die Herstellung von T3 mitverantwortlich ist und eine große Rolle bei unserer Gesundheit und unserem Wohlbefinden einnimmt. Jod hilft außerdem noch bei folgenden anderen Symptomen:

- Konzentrationsschwäche
- niedriger Puls

- dünnes Haar
- Müdigkeit und Erschöpfung
- starke und unregelmäßige Menstruation
- schnelle Gewichtszunahme
- schnelles Frieren
- trockene und fleckige Haut
- depressive Verstimmungen und Niedergeschlagenheit

Eine tägliche Zufuhr wird für Erwachsene bei Jod wie folgt empfohlen:
150-200 mcg Jod

Höhenlufttraining

Eine renommierte neue Therapie ist das Höhenlufttraining. Sie werden hier weder auf Berge klettern noch ein Indoor-Skydiving absolvieren müssen, um die positiven Effekte an sich zu spüren, denn Wissenschaftler haben herausgefunden, dass unsere Mitochondrien auf Höhenluft reagieren und eine Anpassungsreaktion stattfindet. Es folgt die Bildung neuer Mitochondrien.

Sicher haben Sie schon davon gehört, dass Sportler gerne in höheren Gebieten trainieren, da weniger Sauerstoff zu mehr Energie führt. Der Körper reagiert mit einer Stimulation der Atmung und der Produktion neuer Blutkörperchen. Das Hämoglobin, welches darin enthalten ist, bindet den Sauerstoff und transportiert dieses direkt zu den Muskeln. Die Leistungsfähigkeit wird dadurch gesteigert. Bei einer Höhenlufttherapie atmet die behandelnde Person, mithilfe eines speziellen Geräts, durch eine Atemmaske in verschiedenen Intervallen abwechselnd sauerstoffarme und sauerstoffreiche Luft ein. Durch diesen Wechsel wird die Energieproduktion angetrieben. Nicht nur die Mitochondrien profitieren davon, auch Patienten mit Asthma oder Diabetes Typ 2 verspürten signifikante Erfolge nach einer Kur von 10 bis 15 Sitzungen.

Ernährungs-Coaching

Für fast alles, was im Körper vor sich geht, ist die Ernährung zum großen Teil verantwortlich. Die meisten Krankheiten und damit der größte Feind der Gesundheit gehen mit einer Ernährung einher, welche viel zu kohlenhydratreich ist. Industrieller Zucker, Weißmehlprodukte, Süßigkeiten und gesüßte Getränke sind nur ein Bruchteil einer langen Liste an Lebensmitteln, die besser gemieden werden sollten. Stattdessen ist es sinnvoller, zu Gemüse und Vollkornprodukten zu greifen und eine allgemein gesündere Ernährungsweise anzustreben. Um dorthin zu gelangen, können im ersten Schritt Stoffwechselanalysen und Laboruntersuchungen durchgeführt werden, um auch eventuell vorhandene Unverträglichkeiten oder Mängel festzustellen. Durch spätere Ergebnisse kann mit einem Ernährungsberater ein Ernährungsplan

erstellt werden, der genau auf Ihre Bedürfnisse und Ihren individuellen Energiebedarf angepasst ist.
Ihr Berater wird Sie dabei unterstützen, Ihre Ernährung umzustellen und auch langfristig beizubehalten. Mit vielen alltagstauglichen Tipps und neuen, leckeren Rezepten werden Sie gezielt an die Hand genommen und bekommen den Weg geebnet, aus den sich angeeigneten Essgewohnheiten auszubrechen.

Tipp:
Bei Erkrankungen der Mitochondrien ist eine LOGI-Kost, also eine Low-Glycemic-Index-Kost, wunderbar. Die Gesamtkalorienzahl setzt sich aus 40 bis 50 % Fett, 20 bis 30 % komplexen Kohlenhydraten und 20 bis 30 % Protein zusammen.

Eine **LOGI**-Mahlzeit könnte demnach so aussehen:

Frühstück	Vollkornmüsli (OHNE Zucker) mit Joghurt und etwas Öl; Leinöl oder Hanföl ist zusätzlich ein guter Omega-3 Lieferant
Vormittags-mahlzeit	Wechselndes Obst oder Gemüse der Saison (Apfel, Avocado, Möhren, Kohlrabi, frische Paprika)
Nachmittags-mahlzeit	Pfannengemüse oder Gemüseeintopf mit Hülsenfrüchten, Ei-, Fleisch- oder Fischeinlage
Nachmittags-mahlzeit	Quark mit Öl, eventuell mit wechselndem Beerenobst
Abend-mahlzeit	Überbackenes Gemüse mit Tofu
Spätsnack	1 Vollkornbrot mit Butter

Etwas näher auf die LOGI-Kost wird in Kapitel **„Theorien zur Wirksamkeit von Mitochondrientherapie“** eingegangen.

Reduzierung der toxischen Belastungen

Von großer Bedeutung ist es auch, Belastungen und Schadstoffe im Körper aufzuspüren und zu beseitigen. Eine Aufnahme erfolgt meist über die Atmung und die Nahrungskette. Sobald die Schwermetalle im Blut und in den Lymphbahnen sind, verteilen sie sich im gesamten Körper. Da auch Pflanzen Schwermetalle aufnehmen können und diese die Grundlage vieler Lebensmittel sind, ist nahezu jeder Mensch einer Belastung ausgesetzt. Umso wichtiger ist es, den Körper davon zu befreien und zu reinigen, bestenfalls auch immer wieder als Kur, denn selbst nach einer Reinigung wird es wiederholt zu solch derartigen Belastungen im Körper kommen. Schuld daran ist die Industrialisierung, beispielsweise der Straßenverkehr, die Verbrennung von Kohle, das Herstellen von Dünger und auch der produzierten Müll und Klärschlamm. Durch diese Prozesse gelangen Schwermetalle in den Stoffwechselkreislauf, daher ist es nahezu unmöglich, ein Leben ohne diese Belastungen zu leben. Was im Körper nun passiert, sind Magen-Darm-Erkrankungen, Entzündungsprozesse und die Verhinderung von Nährstoffaufnahmen. Außerdem können die Zellen geschädigt und wichtige Körperfunktionen gehemmt werden, da die Enzyme ebenfalls einer Blockade ausgesetzt sind.

Es lassen sich folgende Schwermetalle im Körper finden und daraufhin ausleiten:

Antimon durch Legierungen, PET-Flaschen und Plastikverpackungen, Bremsen und Reifen	Ausleitung durch Vitamin C, Selen, Taurin und schwefelhaltige Aminosäuren, wie Cystein
Arsen durch Autoabgase, Zigaretten, Verzehr von Fisch aus unsauberen Gewässern und Pflanzenschutzmittel	Ausleitung durch Vitamin C, Folsäure, Vitamin B12, Knoblauch, Selen und Cystein
Cadmium durch Zigaretten, Fisch aus unsauberen Gewässern, Insektengift, Getreide aus unsauberen Böden, Gelatine	Ausleitung durch Vitamin C, Eisen, Zink, Selen und Kalzium
Quecksilber durch Fisch aus unsauberen Gewässern, Zahnfüllungen mit Amalgam, Batterien, Kontaktlinsenlösung, Industrieabfälle, Desinfektionsmittel und Papierherstellung	Ausleitung durch Algen, Cystein, Vitamin E und C, Selen, Zink, Taurin und Pektine
Silber durch Schmuck, Besteck, Implantate, Batterien, Wasserfilter, Zahnfüllungen mit Amalgam und Konservierungsmittel	Ausleitung durch Vitamin C und B12, Knoblauch, Antioxidantien, Selen, Zink und Cystein

Eine gute Möglichkeit bei der Ausleitung bietet zum Beispiel die Chelat-Therapie, die bei einer größeren Überschwemmung des Körpers mit Schwermetallen zum Einsatz kommt. Die sogenannten Chelatoren, also Komplexbildner, werden entweder oral oder als Infusion dem Körper zugeführt und binden die Metalle an sich. Diese Verbindungen werden dann mit dem Urin aus dem Körper ausgeschieden.

Weitere Varianten sind beispielsweise das Tonerdemineral **Bentonit**, welches Schwermetalle erst gar nicht in den Blutkreislauf lässt, da durch die enorme Resorptionsfähigkeit das Bentonit diese bereits im Verdauungstrakt an sich bindet und mit dem Stuhl ausscheidet. Eine sagenhafte Entlastung für Leber und Niere, die dieser Funktion nachgehen.

Weiter gibt es noch Lebensmittel und Kräuter, die bei einer Ausleitung ebenfalls unterstützen:

- Chlorellaalge
- Alfalfagras, auch bekannt als Luzerne
- Brennnessel
- Artischocke
- Fenchel
- Ingwer
- Löwenzahn
- Meerrettich
- Rhabarber
- Wacholderbeeren
- Bärlauch
- Cayennepfeffer

Tipp für den Morgen:
Ein Glas warmes Wasser, mit einer frischgepressten Zitrone und etwas Cayennepfeffer

Stress reduzieren

Um den Körper bestenfalls zu unterstützen, ist die Reduzierung von Stress ganz besonders wichtig, denn Stress ist eines der Hauptprobleme für weitere daraus resultierende Krankheiten, wie Magen-Darm-Erkrankungen, Entzündungen und Stoffwechselkrankheiten. Das Hormon Cortisol, welches durch Stress vermehrt in der Nebenniere produziert und ausgeschüttet wird, kann im ungünstigen Fall dafür sorgen, dass die Infektanfälligkeit stark zunimmt, ein Reizdarmsymptom und Schlaflosigkeit auftreten. Weiterhin führt eine zu große Menge an Cortisol zu Depressionen, starker Schmerzempfindlichkeit und zur Gefahr, an Diabetes zu erkranken.

Glücklicherweise gibt es eine große Anzahl an Möglichkeiten, den Stress abzubauen und wieder mehr Ruhe ins System zu bringen. Nachfolgend die besten Tipps im Überblick:

- **Moderater Sport und Bewegung**, dadurch verbinden sich Körper und Geist, das Gedankenkarussell kann gestoppt werden, da die Stresshormone und die damit verbundene innere Spannung abgebaut werden können. Speziell der präfrontale Kortex im Gehirn, welcher bei Stress häufig hyperaktiv ist, wird durch regelmäßige Bewegung stimuliert und die Aktivität wird gesenkt. Des Weiteren werden die Glückshormone Serotonin und Endorphin ausgeschüttet, die zusätzlich Cortisol neutralisieren.
- **Yoga**, hier werden Spannungsbereiche lokalisiert und bewusst wahrgenommen. Der Fokus liegt auf der Achtsamkeit mit sich und seinem Körper. Ähnlich wie beim Sport wird ein Botenstoff ausgesendet, die Gamma-Aminobuttersäure, kurz GABA. Sie ist verantwortlich für eine Linderung der Stresshormone, ebenso für die Minderung der Nervenzellen im Gehirn. Täglich 10 Minuten reichen schon aus, um positive Effekte zu spüren und zu manifestieren.

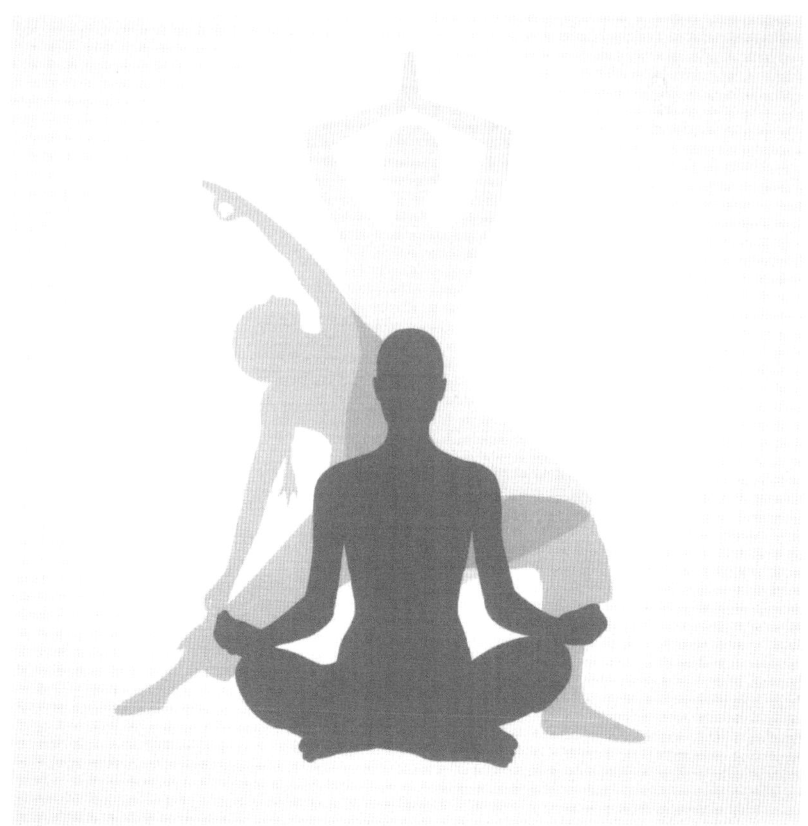

- **Atmung**, zur Stressbewältigung. Ein einfaches und doch so kraftvolles Tool, um dem Gehirn zu signalisieren, dass alles in Ordnung ist. Bewährt haben sich zwei verschiedene Techniken: die 4-7-8 Atmung und die Wechselatmung.

Die 4-7-8 Atmung – So gehen Sie vor:
- Atmen Sie 4 Sekunden ein.
- Halten Sie den Atem für 7 Sekunden und lassen Sie ihn anschließend 8 Sekunden ruhig und gelassen aus dem Mund ausströmen.
- Wiederholen Sie diese Übung 10-mal.

Die Wechselatmung – So gehen Sie vor:
- Atmen Sie zuerst vollständig aus.
- Halten Sie mit Ihrem Daumen das rechte Nasenloch zu.
- Atmen Sie über das linke Nasenloch ein.
- Öffnen Sie das linke Nasenloch und halten Sie mit Ihrem Ringfinger das linke Nasenloch zu.
- Atmen Sie über das rechte Nasenloch erst ein und dann aus.
- Öffnen Sie wieder das linke Nasenloch und atmen Sie über das rechte ein und aus.
- Atmen Sie weitere 10 Male über das linke und rechte Nasenloch ein und aus.

Hinweis:
Zu allen Meditationsübungen finden Sie einen Audioguide im **Bonusteil**.

Eine Atemübung zur Beruhigung & Entspannung

„Hallo und herzlich willkommen. Schön, dass du da bist! Ich freue mich, dir nun diese Atemübung vorstellen zu dürfen. Begebe dich in die Position, in der du die Atemübung durchführen möchtest. Lege deine Arme und Hände sowie deine Beine und Füße entspannt ab. Atme einige Male tief ein und aus. Lasse alles los, was du jetzt gerade nicht brauchst. Alles, was zuvor war und danach sein wird, ist in diesem Moment nicht wichtig. Richte deine Aufmerksamkeit voll und ganz auf deine Atmung, die nun immer tiefer und ruhiger werden darf. Atme tief und ruhig ein und ganz langsam und sanft wieder aus. Zähle bis vier und atme ruhig ein – eins, zwei, drei, vier. Zähle dann während deiner Ausatmungen bis sechs – eins, zwei, drei, vier, fünf, sechs. Wiederhole dies für die nächsten Minuten. Ich wünsche dir viel Freude und Erholung mit dieser Übung!"

- **Geführte Meditationen** können langfristig unsere Emotionen positiv beeinflussen und richten unsere Gefühlswelt neu aus, da das limbische System trainiert wird, welches für die Verarbeitung unserer Emotionen verantwortlich ist.

Erdung – eine Übung für Stabilität, Sicherheit und Kraft: Meditationsübung

„Hallo und herzlich willkommen. Schön, dass du da bist! Heute möchte ich dich in die Natur mitnehmen zu einer Meditation für mehr innere Stabilität, Sicherheit und Kraft. Diese Übung kann einerseits im Liegen durchgeführt werden, so kannst du deinen Körper ganz loslassen, vollends in dich hineintauchen und in die erdende Qi-Gong-Übung hineinspüren. Andererseits kannst du während der Übung auch stehen. So erzeugst du ein anderes Bewusstsein für die in dir aufkommenden Bilder. Wenn wir uns während der Übung zum Beispiel vorstellen, dass wir ein Baum sind, dann kannst du im Stehen deinen Körper bewusster als solchen fühlen und über deine Füße bewusster in Anbindung mit der Erde gehen. Beide Positionen sind tolle Möglichkeiten und für eine darfst du dich jetzt entscheiden. Danach können wir mit der Meditation beginnen.

Suche dir für die Meditation zunächst einen ruhigen Ort, an dem du für die nächsten zehn bis fünfzehn Minuten ganz ungestört für dich sein kannst. Für welche Position du dich auch entscheidest, liegend oder stehend, komme in dieser an. Komme bei dir an. Atme dafür tief durch die Nase ein und langsam und sachte durch deinen leicht geöffneten Mund wieder aus. Ich lade dich nun ein, mit mir auf eine Reise zu gehen. Eine Reise hinaus in die Natur.

Verlasse nun ganz bewusst deinen Körper und gehe mit deiner Aufmerksamkeit in die Natur auf eine wunderschöne, große grüne Wiese. Komme ganz bewusst auf dieser Wiese an. Nimm unter dir das frische, grüne Gras wahr. Wie fühlt es sich an? Ist es noch kühl vom Morgentau? Oder hat es die Sonne schon erwärmt? Über dir siehst du den strahlend blauen Himmel und die funkelnd helle Sonne. Du spürst die warmen Sonnenstrahlen auf dir. Sauge ihre Wärme und Energie in dir auf. Du stehst mit beiden Füßen fest auf dem Boden.

Stelle dir nun vor, du bist auf dieser Wiese ein Baum. Dein Körper ist der Baumstamm. Und deine Füße sind die Anbindung an die Erde. Wenn du liegst, kannst du deine Knie nun aufstellen, sodass deine Fußsohlen auf dem Untergrund stehen. Und wie bei einem richtigen Baum wachsen jetzt aus deinen Füßen Wurzeln. Wurzeln, die sich in die Erde graben und dich mit der Erde verwurzeln, verbinden.

So wirst du stabiler und gelangst zu innerer Sicherheit und innerer Ruhe. Es wachsen Wurzeln aus deinen Fußzehen, aus deinen Fußballen, aus deinen Fersen. Manche Wurzeln sind dicker, andere dünner. Die Wurzeln graben sich tiefer und tiefer in die Erde und verwurzeln dich immer stabiler mit der Erde. Nur wer sicher, fest und stabil steht, kann auch in sich sicher bleiben und fest im Leben stehen. Wenn du gut verwurzelt bist, kann dich so leicht nichts mehr aus der Ruhe bringen – genauso wenig, wie ein Wind einen Baum umpusten könnte.

Nimm nun deine Hände hoch über deinen Kopf und stelle dir vor, dass du in deinen Händen ein großes, goldenes Sieb hältst. Wie ein großes, goldenes Gitter. Und dieses Sieb ziehst du jetzt langsam und ganz bewusst durch deinen Körper nach unten. Dabei nimmt es alles mit nach unten, jede Fremdenergie, alles an Ängsten und Sorgen, die nicht zu dir gehören oder dich negativ beeinflussen. Das Sieb wandert durch dich hindurch bis nach unten. Ziehe es mit deinen Händen ganz nach unten. Wie ein Filter nimmt es alles mit, was nicht zu dir gehört und was dir Energie raubt. Wenn du mit dem Sieb am Boden ankommst, nimmst du die Fremdenergie mit deinen Händen auf und wirfst sie kraftvoll und entschlossen nach oben in den Himmel. Der Himmel nimmt es dir ab, sodass es dich nicht mehr belastet. Wiederhole die Übung. Nimm deine Hände über den Kopf. Visualisiere dir dieses große, goldene Sieb und lasse es ganz bewusst durch dich nach unten wandern. Ziehe es durch deinen Körper, durch deine Aura, durch deine Chakren, durch dein ganzes Bewusstsein und nimm alles mit nach unten, was nicht zu dir gehört.

Wenn das Sieb am Boden ankommt, nimm all die noch verbleibende, dich störende Energie und schicke sie nach oben in den Himmel, sodass sie transformiert werden kann.

Atme dann die frische, klare Luft in dich ein. Nimm ganz bewusst die Natur um dich herum wahr, in der du dich befindest. Atme die frische, energetisierte Luft. Nimm auch ganz bewusst die Sonne über dir wahr. Die Sonne schickt dir ihre Sonnenstrahlen, ihre Kraft, Energie und Wärme. Und die Sonnenstrahlen berühren deine Haut, dein Gesicht, deine Hände. Und die Sonnenenergie fließt in dich ein und beginnt dich aufzufüllen mit neuer Kraft und neuer Energie.

Lasse die Sonnenenergie in dich einfließen. Und so beginnt dein Körper nach und nach, von innen zu leuchten. Lasse dich immer mehr auffüllen. Hole dir immer mehr Kraft. Lasse die Energie vor allem in dein Solarplexus-Chakra fließen, dieses befindet sich in deinem Oberbauch, und auch in dein Kraftzentrum unterhalb deines Bauchnabels, in das Sakral-Chakra.

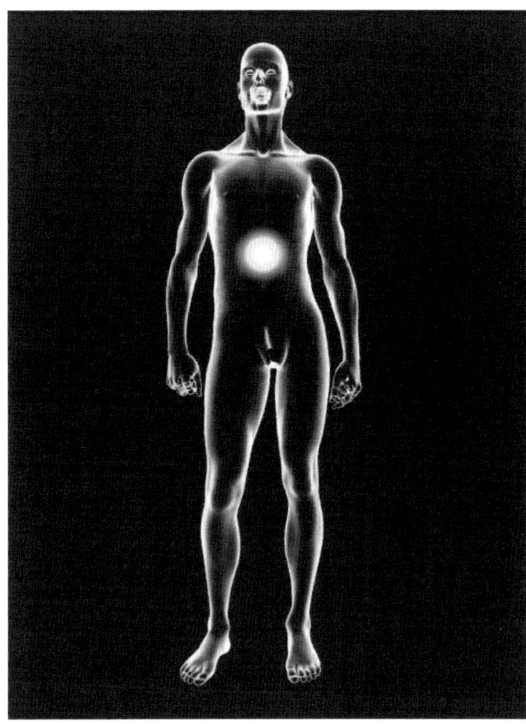

Diese Energie verteilt sich von hier aus über die Meridiane in deinem gesamten Körper. Stelle dir vor, wie die Sonnenenergie bis in deine Beine fließt, bis hinunter in deine Füße, und auch in deine Wurzeln. Von oben fließt immer neue Sonnenenergie in dich ein. Sie zirkuliert in dir, erwärmt dich und fließt bis ganz hinunter, stärkt deine Wurzeln. So wirst du immer kraftvoller. Auch der Boden unter deinen Füßen beginnt, zu leuchten, und schenkt dir noch mehr Halt und Stabilität. Öffne deine Arme sachte, aber ganz weit und atme die Kraft der Natur tief in dich ein. Fühle die Ruhe, die Entspannung, aber auch die Kraft, die Sicherheit und Stabilität, die sich nun in deinem Körper befinden.

Atme ein letztes Mal die Energie tief in dich ein und komme dann ganz langsam, Atemzug für Atemzug, ganz bewusst zurück in deinen Körper, ins Hier und Jetzt. Nimm ganz bewusst deinen Körper auf dem Untergrund wahr. Bewege langsam deine Hände und deine Füße. Und öffne in deinem Tempo deine Augen und genieße all diese positiven Energien, diese Reinheit in dir.

Lege zum Abschluss beide Hände auf dein Herz und bedanke dich bei dir, dass du dir die Zeit genommen hast, um dich zu erden und um dich mit frischer Energie zu füllen, die dich nun stabiler, sicherer und kraftvoller sein lässt. Und wenn du so weit bist, bewege und strecke deinen Körper immer mehr. So, wie es sich für dich gut anfühlt. Ich wünsche dir einen energetischen und kraftvollen Tag. Bis zum nächsten Mal!“

KRONEN
Chakra
- Spiritualität
-Bewusstheit
- universelles
Bewusstsein
-höchste
Erkenntnis
HERZ
Chakra
- Beziehung
- Liebe
- Mitgefühl
- Herzenswärme
- Heilung
STIRN
Chakra
- Wahrnehmung
- Intuition
- Erkenntnis
- Willenskraft
SAKRAL
Chakra
- Sexualität
- Gefühle
- Kreativität
- Begeisterungs-
fähigkeit
- Erotik
HALS
Chakra
- Ausdruck
- Kommunikation
- Inspiration
- Offenheit
WURZEL
Chakra
- Überleben
- Instinkte
- Urvertrauen
- Stabilität
- Durchsetzungs-
fähigkeit
SOLARPLEXUS
Chakra
- Wille
- Macht
- Persönlichkeit
- Weisheit
- Verarbeitung von
Erlebnissen und Gefühlen

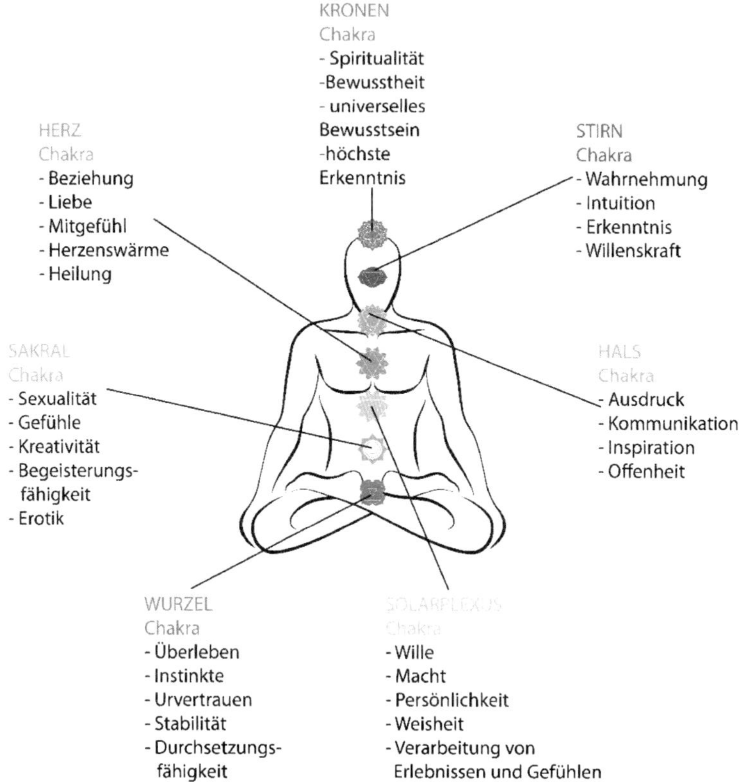

Weiterhin können Sie Stress reduzieren durch eine...

- **Aromaölmassage** für eine Ganzkörperentspannung und zum Loslassen negativer Blockaden.
- **Klangschalentherapie** zur Reduzierung von Stress, durch freigesetzte Schwingungen, welche die Gewebespannung lockern und sowohl körperliche als auch energetische Balance wiederherstellen.

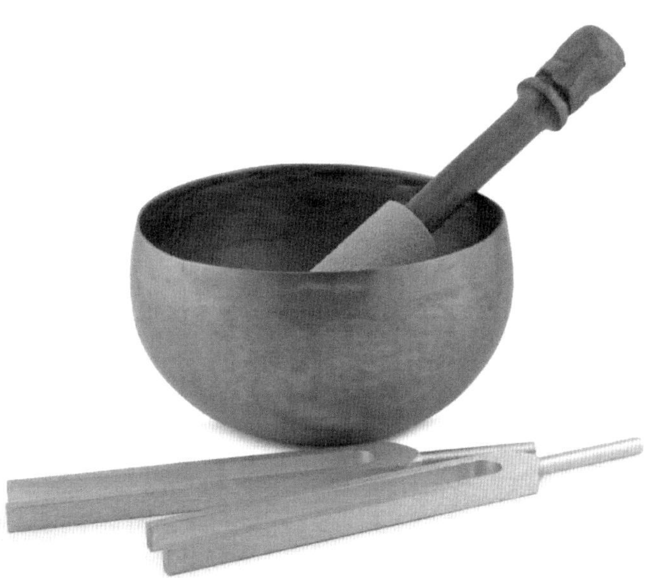

Die Klangreise: Auf dem Weg zu mir selbst

Eine Klangreise ist eine Form der von den Schwingungen der Klangschale begleiteten Meditation, bei der jedoch nicht das Stillwerden der Gedanken im Vordergrund steht. Sie folgen bei dieser meditativen Technik einer Anleitung für eine Reise in Ihre Gedankenwelt. Ihre Fantasie wird angeregt, bestimmte Bilder entstehen zu lassen, die für einen Zustand der Entspannung, Leichtigkeit und Freude sorgen. Dabei wirkt die Klangschale als eine Art Verstärker für die Meditation, denn die Schwingungen unterstützen den meditativen Zustand, indem sie Sie tiefer und tiefer zu sich selbst führen.

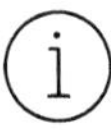

Tipp:
Lassen Sie sich die Klangreise von einem Partner vorlesen, während Sie die Meditation durchführen. So können Sie sich voll und ganz darauf einlassen und sich auf Ihre Fantasie konzentrieren, während Sie sich keine Sorgen darüber machen brauchen, einen Punkt zu vergessen oder ständig aus dem meditativen Zustand herausgerissen zu werden, weil Sie die Anleitung noch einmal lesen müssen.

- Weisen Sie den Partner vor Beginn der Klangreise darauf hin,
- langsam zu sprechen,
- zwischen den einzelnen Punkten Pausen einzubauen, um Ihnen die Zeit zu geben, in Ihrer Fantasie den Anweisungen zu folgen, sowie
- eine angenehme, leise und sanfte Stimme zu verwenden.

Bereiten Sie den Ort, an dem Sie die Übung durchführen möchten, vor, indem Sie mögliche Störquellen beseitigen, eine angenehme Atmosphäre schaffen und alle benötigten Gegenstände bereitlegen. Nehmen Sie eine bequeme Position im Sitzen oder Liegen ein, die Sie ohne Anstrengung für die Dauer der Übung beibehalten können. Wichtig ist, dass Sie sich auf den Klang und die entstehenden Empfindungen konzentrieren können und dass Sie nicht durch Unbehagen oder einen schmerzenden Körper abgelenkt werden.

Atmen Sie mit geschlossenen Augen tief ein und tief wieder aus, um im Hier und Jetzt anzukommen. Wiederholen Sie dieses bewusste Atmen dreimal. Lassen Sie alle Alltagssorgen und Ängste los und fokussieren Sie sich auf die Luft, die in Ihren Körper hinein- und wieder herausströmt. Mit jedem Atemzug lassen Sie mehr und mehr los und finden in die Entspannung.

Es dringt nun ein sanfter Klang zu Ihnen durch.

Schwingen Sie die Klangschale einmal an

Er schwebt wie auf einer weißen Wolke am Himmel, mit einer Leichtigkeit und Unbeschwertheit. Der Klang auf der Wolke zieht wieder davon, genau wie Ihre Gedanken.

Schwingen Sie die Klangschale einmal an

Es kommen Wolken hinzu und es schweben wieder welche davon: Sie kommen und gehen mit Ihren Gedanken.

Schwingen Sie die Klangschale einmal an

Begeben Sie sich nun auf eine kleine Fantasiereise, indem Sie selbst mit der nächsten Wolke davonschweben. Sie fühlen sich frei, losgelöst, weich und leicht, während Sie in den Weiten des blauen Himmels schweben.

Schwingen Sie die Klangschale einmal an

Sie schweben langsam auf den Boden zurück und landen auf einer wunderschönen Wiese mit hohem, leuchtend grünem Gras. Die Sonne erleuchtet die Natur um Sie herum und scheint mit Wärme und Liebe in Ihr Gesicht.

Schwingen Sie die Klangschale einmal an

Ihre Füße stehen fest auf dem weichen Untergrund. Sie spüren Mutter Erde unter sich und nehmen die Stabilität sowie die Sicherheit wahr, die sie Ihnen spendet.

Schwingen Sie die Klangschale einmal an

Sie fühlen sich geborgen, friedlich und rundum wohl.

Schwingen Sie die Klangschale einmal an

Die zarten Blumen zwischen dem Gras und der herrlich frische Duft in Ihrer Nase zaubern Ihnen ein Lächeln ins Gesicht.

Schwingen Sie die Klangschale einmal an

Sie sehen einen alten, erhabenen Baum und setzen sich unter seine schattenspendende Krone. Mit dem Lächeln auf den Lippen und tiefer Zufriedenheit lehnen Sie sich vertrauensvoll an seinen Stamm.

Schwingen Sie die Klangschale einmal an

In der Ferne erkennen Sie ein Kind, das auf der Wiese herumtollt und von ganzem Herzen lacht. Es breitet seine Ärmchen aus und scheint die ganze Welt umarmen zu wollen. Es tanzt, singt und erfreut sich seines Lebens. Das Kind winkt Ihnen voller Freude zu und rennt dem Horizont freudestrahlend entgegen. Sie schauen ihm nach, bis es fort ist.

Schwingen Sie die Klangschale einmal an

Sie schwelgen nun in Ihrer eigenen Glückseligkeit und schenken sich ein inneres Lächeln.

Schwingen Sie die Klangschale einmal an

Es ist Zeit, wieder zurückzukehren. Schweben Sie mit der nächsten Wolke an den Ort zurück, von dem aus Sie Ihre Fantasiereise begonnen haben. Der innere Frieden und das Glück bleiben jedoch tief in Ihnen verwurzelt.

Schwingen Sie die Klangschale einmal an

Wenn Sie mögen, verweilen Sie so lange in der entstandenen, friedlichen Stille, wie es Ihnen beliebt.

Öffnen Sie abschließend wieder Ihre Augen und wecken Sie Ihren Körper sanft auf, indem Sie sich genüsslich strecken und recken. Danken Sie sich für diese heilsame Behandlung und nehmen Sie die gewonnene Entspannung und Energie mit in Ihren Alltag.

Behandlung des vegetativen Nervensystems

Um das vegetative Nervensystem zu behandeln, welches eng mit unserer Psyche verbunden ist und somit auch Körperfunktionen aktiviert, gibt es viele verschiedene Ansätze. Beispiele sind die Segment- und Neuraltherapie und auch das Biofeedback.

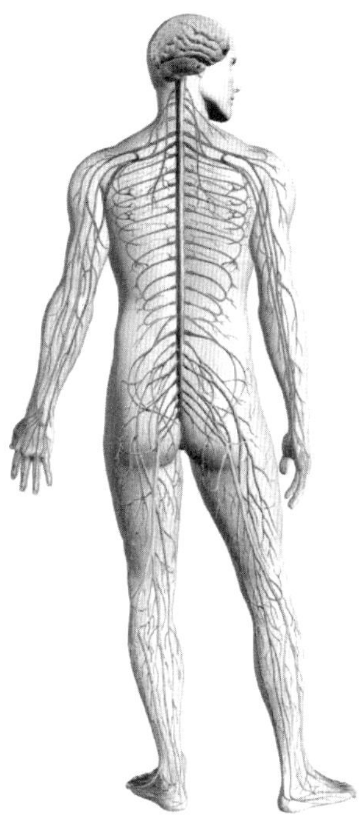

Bei der **Segmenttherapie** werden die Nervenenden zwischen Haut und Organ stimuliert, wodurch es zu einer Beeinflussung der Organfunktionen kommt. Diese Beeinflussung kann in Form von Schröpfen oder auch mittels einer Injektion in die Haut erfolgen.

Die **Neuraltherapie** spricht hingegen die tiefer liegenden Nervenpunkte an, ebenfalls mittels Injektion. Dadurch kommt es zu einer Aktivierung der Selbstheilungskräfte durch einen Reiz im Gehirn.

Das **Biofeedback** ist, wie der Name bereits verrät, ein Feedback bestimmter Körpersignale, die mit unserem vegetativen Nervensystem verknüpft sind. Es geht dabei ganz besonders darum, Reaktionen auf zum Beispiel Stress, welche automatisch im Körper ablaufen und vermeintlich nicht beeinflussbar sind, bewusst zu steuern. Zum Einsatz kommen bestimmte Geräte und Sensoren, welche diese Funktionen messen und dem Patienten so zugänglich gemacht werden. Durch spezielles Training vor einem Bildschirm werden innere Umstände erkannt und gesteuert.

Darmreinigung

Der Darm ist das Zentrum unseres Immunsystems. Geht es unserem Darm gut, so geht es auch uns Menschen gut. Über die Jahre hinweg, begünstigt durch weitere Faktoren, wie etwa eine ungesunde Ernährung, lagern sich allerlei Schad- und Giftstoffe an, die Einfluss auf unsere Gesundheit und unser allgemeines Wohlbefinden nehmen. Dazu zählen:

- dauerhafte Erschöpfung und Müdigkeit
- allgemeine Verdauungsbeschwerden wie Verstopfungen, Durchfall, Blähungen
- wiederkehrende Infekte
- höhere Anfälligkeit für Pilzinfektionen

Ziel einer Darmreinigung ist es, die Schadstoffe und Stoffwechselabfallprodukte zu binden und mit dem Stuhl auszuscheiden. Somit werden Entzündungsprozesse eliminiert, die Darmschleimhaut regeneriert und zusätzlich noch die Leber und die Niere entlastet. Wie lange eine Darmreinigung dauert, ist dabei ganz unterschiedlich und kommt auf die verwendeten Mittel an. So kann diese lediglich 14 Tage, aber auch 3 Monate dauern. Achten Sie dabei vermehrt auf die Signale, die Ihr Körper Ihnen gibt. Grundsätzlich sind etwa 4 Wochen ideal und eine Wiederholung sollte ein- bis zweimal im Jahr erfolgen.

Hier sehen Sie ein Beispiel, wie eine Kur mit **Flohsamenschalen** und **Zeolithpulver** aussehen könnte:

- Geben Sie einen Teelöffel Flohsamenschalen und einen Teelöffel Zeolithpulver in einen Shakebecher.
- Fügen Sie 200 ml Wasser hinzu und schütteln Sie den Becher.
- Trinken Sie den Shake sofort, da Flohsamenschalen eine hohe Quellfähigkeit besitzen und der Shake zu Pudding wird.
- Trinken Sie nach dem Shake in langsamen Schlucken ein Glas Wasser.

Anmerkung:
Trinken Sie den Shake am besten morgens 60 Minuten vor dem Frühstück auf nüchternen Magen. Andernfalls achten Sie auf einen Abstand von mindestens 60 Minuten zwischen Mahlzeiten.

Ernährung - Der Schlüssel zur Gesundheit

Ja, Essen macht glücklich und eine gesunde Ernährung sogar glücklicher, denn unsere Psyche kann auf unseren Darm einwirken und unser Darm wiederum auf unsere Psyche. Die Prozesse, die im Gehirn stattfinden, werden durch den Verzehr zum Beispiel von Bananen, Nüssen und grünem Gemüse positiv beeinflusst und das Glückshormon Serotonin, wie auch der Botenstoff Dopamin, kann häufiger produziert werden.

Doch nicht nur für unseren Darm und unsere Psyche ist eine gesunde und ausgewogene Ernährung wichtig, sondern für all unsere Körpervorgänge, die ununterbrochen in uns stattfinden und darauf angewiesen sind. Ernährung ist zu einem immer größeren Thema in der Gesellschaft geworden und das ist auch gut so. Was wir tagtäglich an Nahrung in uns aufnehmen, kann unseren Körper entweder beschweren und in seinen Prozessen enorm belasten oder mit wichtigen Vitaminen, Mineralstoffen und Spurenelementen versorgen und allgemein unterstützen. Der Sinnspruch „Wahre Schönheit kommt von innen" bekommt hier eine ganz neue Bedeutung.

Bei der Ernährung und den damit zugeführten Nährstoffen werden zwei voneinander unterschieden: die Makro- und die Mikronährstoffe.

Zu den **Makronährstoffen** gehören die Ballaststoffe, die Fette, Kohlenhydrate und Eiweiße. Jeder dieser Stoffe hat seine individuellen Funktionen im Körper. Im vorherigen Kapitel wurde bereits erwähnt, dass die Kohlenhydrate für die Energiegewinnung benötigt werden. Dabei ist jedoch zu beachten, dass es sich um hochwertige Kohlenhydrate handelt, wie etwa Vollkornprodukte, Haferflocken, Hülsenfrüchte und Quinoa, da sie zudem einen niedrigen glykämischen Index aufweisen.

Exkurs:

Was ist der glykämische Index?

Der glykämische Index (GI) gibt das Maß an, inwieweit der Blutzuckerspiegel nach einer kohlenhydratreichen Nahrungsaufnahme ansteigt. Es ist eine numerische Skala von 0 bis 100.

Bei einem Verzehr von beispielsweise einem Schokoladenkuchen besteht dieser aus Einfachzucker. Der Körper muss mit diesem Zucker nichts mehr machen und kann ihn sofort ans Blut abgeben. Der Wert steigt somit rapide an und die Beta-Zellen in der Bauchspeicheldrüse müssen vermehrt Insulin produzieren und ans Blut abgeben, um dieses wieder zu senken. Sind die Zellen jedoch, aufgrund einer übermäßigen Produktion, wegen schlechter Ernährung erschöpft, kann so Diabetes entstehen.

Greifen wir stattdessen zu komplexen Kohlenhydraten, müssen diese bei der Verdauung zuerst in Einfachzucker aufgespalten werden. Dieser Prozess dauert durch seine Komplexität länger und die Abgabe des Zuckers erfolgt somit Stück für Stück.

Jedes Lebensmittel mit einem GI-Wert unter 60 ist eine gute Wahl, vor allem, wenn ein besonderes Augenmerk auf den Blutzuckerspiegel gelegt werden muss.

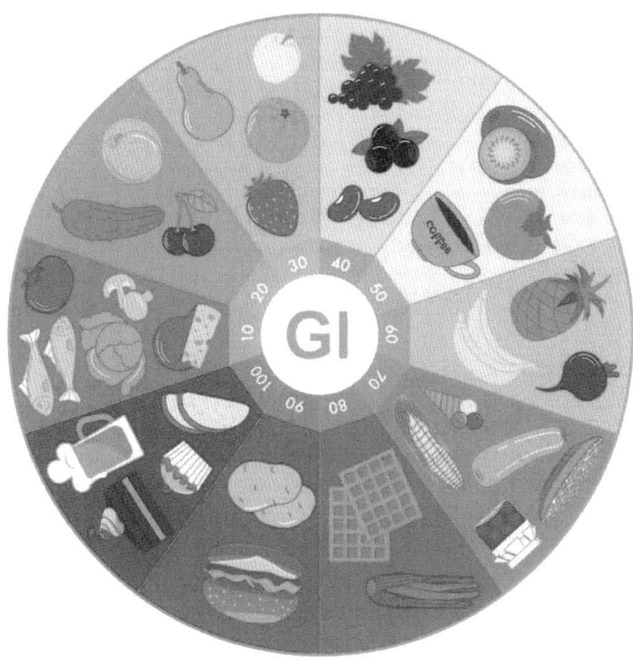

Nachfolgend eine Liste mit den GI-Werten von gängigen Lebensmitteln:

Lebensmittel	**GI-Wert pro Gramm Kohlenhydrate**
Obst	
Ananas	59
Grapefruit	25
Erdbeeren	40
Pflaume	39
Apfel	38
Kiwi	53
Wassermelone	76
Banane	52
Birne	38
Rosinen	64
Trauben	53
Aprikose	57
Heidelbeeren	53
Mango	51
Papaya	59
Cantaloupe-Melone	65
Kirschen	63
Aprikose, getrocknet	30
Banane	52
Orange	42
Getreide	
Quinoa	53
Wildreis	57
Brauner Reis	48
Weißer Reis	56

Jasminreis	109
Bulgur	48
Hirse	71
Gerste	25
Maismehl	68
Buchweizen	54
Gemüse	
Ofenkartoffeln	85
Karotten	47
Grüne Erbsen	45
Mais	48
Süßkartoffeln	59
Anmerkung: Generell haben fast alle Gemüsesorten den Wert 0, besonders Grünkohl, Brokkoli, Weißkohl, Blumenkohl, Blattsalate, Spinat, Gurken und grüne Bohnen.	
Bohnen	
Mungobohnen	39
Kidneybohnen	28
Schwarze Bohnen	30
Schälererbsen	25
Kichererbsen	28
Rote Linsen	26
Limabohnen	32

Weiterhin sind Ballaststoffe an der Verdauung beteiligt, da sie wie eine Scheuerbürste alle Abfälle beseitigen und den Darm befreien. Eiweiße bauen die Zellen in Haut, Knochen und Muskeln mit auf und Fette spielen eine große Rolle bei der Hormonproduktion, da sie die Aufnahme von Vitaminen begünstigen.

Mikronährstoffe sind hingegen Vitamine und Mineralien und verantwortlich für das Zellwachstum und für die Nervenfunktion. So haben die Vitamine C, D und A die Aufgabe, unser Immunsystem zu stärken und uns dadurch vor Viren und Bakterien zu schützen.

Auch unsere Haut verrät viel darüber, ob eine ausreichende Zufuhr an verschiedenen Nährstoffen gegeben ist. So sind zwar die Nieren, die Leber und der Darm hauptsächlich für das Entgiften zuständig, sind diese jedoch geschwächt oder überlastet, übernimmt die Haut in Form von Unreinheiten oder Ausschlägen diesen Prozess. Je problematischer die Haut ist, desto mehr Aufmerksamkeit sollte dem Darm und der Ernährung gewidmet werden.

Parallel gehört zur richtigen Ernährung auch eine ausreichende Menge an Flüssigkeitszufuhr. Unser Körper besteht zu 60 bis 80 % aus Wasser und zu 90 % unser Blut. Nur durch genügend Flüssigkeit ist es unserem Körper, gemeinsam mit unserem Blut, möglich, Sauerstoff und alle wichtigen Nährstoffe zu unseren Zellen und Organen zu transportieren und damit die Funktionen aufrechtzuerhalten. Ein Mangel kann zum Beispiel zu einer Verdickung des Blutes führen, was zur Folge hat, dass unser Herz vermehrt arbeiten muss, um das Blut durch die Adern zu pumpen. Bemerkbar macht sich das im Alltag durch Kopfschmerzen und eine schwächere Leistung, im schlimmsten Fall können sich sogar Blutgerinnsel bilden und es kommt zu einer Thrombose. Empfohlen wird daher eine tägliche Flüssigkeitsaufnahme von mindestens 1,5, besser noch 2 Litern in Form von Wasser oder ungesüßtem Tee.

Anmerkung:
Das Verspüren von Durst ist bereits ein Anzeichen dafür, dass es dem Körper an Flüssigkeit mangelt, was leider in der Gesellschaft weit verbreitet ist.

Machen Sie einmal den Test. Nehmen Sie am Handrücken die Haut mit zwei Fingern und ziehen Sie diese nach oben. Wenn Sie nun loslassen, sollte sich die Hautfalte im besten Fall sofort zurückbilden. Geschieht dies jedoch mit Verzögerung, liegt aller Voraussicht nach ein Flüssigkeitsmangel vor.

Tipp:
Um eine gesunde Trinkroutine zu entwickeln, kann es hilfreich sein, sich alle 60 Minuten einen Alarm auf dem Handy einzustellen, welcher daran erinnert, ein Glas mit 200 ml Wasser oder ungesüßtem Tee zu trinken. Achten Sie außerdem darauf, dass Sie immer den Blick auf Ihr Getränk haben können, sei es auf der Arbeit, beim Sport oder abends auf der Couch. So stellt sich schneller ein Automatismus ein und Sie werden sehen, dass sich diese Gewohnheit nach einiger Zeit vollständig etabliert hat.

Wichtig ist, dass die Flüssigkeitsaufnahme mit Wasser oder ungesüßten Tees erfolgt. Softdrinks sind hingegen nicht zu empfehlen, da der darin enthaltene Süßstoff sowohl Herzkrankheiten als auch Magen-Darm-Beschwerden begünstigen kann. Sollte Ihnen die Vorstellung, 2 Liter Wasser am Tag zu trinken, Unbehagen bereiten, weil Sie es nicht gewohnt sind, peppen Sie es doch einfach mit kleingeschnittenem Obst und Gemüse auf.

Hier finden Sie drei leckere Rezepte:

Mango-, Kokosnuss- und Limettenwasser

Zutaten:
½ Mango
¼ Kokosnuss
1 Limette
1 Liter stilles Wasser

Zubereitung:
Schneiden Sie alle Zutaten in kleine Stücke und gießen Sie in einer Karaffe alles mit einem Liter stillem Wasser auf. Wenn Sie mögen, fügen Sie noch einige Eiswürfel hinzu und lassen alles etwa 20 Minuten ziehen.

Tipp:
Ersetzen Sie gerne die Mango durch frische Ananas, so haben Sie eine gesunde, alkoholfreie Piña Colada.

Trauben-, Orangen- und Rosmarinwasser

Zutaten:
1 Orange
6-7 Trauben
1-2 Zweige Rosmarin
1 Liter stilles Wasser

Zubereitung:
Schneiden Sie die Orange in Scheiben und halbieren Sie die Trauben. Geben Sie alles zusammen mit dem Rosmarin und dem stillen Wasser in eine Karaffe. Optional fügen Sie gern noch ein paar Eiswürfel hinzu und lassen alles etwa 20 Minuten ziehen.

Tipp:
Anstelle der Orange und dem Rosmarin schmecken auch Zitrone und Basilikum sehr gut.

Passionsfrucht-, Kiwi- und Minzwasser

Zutaten:
1 Passionsfrucht
1 Kiwi
1-2 Zweige frische Minze
1 Liter stilles Wasser

Zubereitung:
Halbieren Sie die Passionsfrucht und holen Sie die Kerne mithilfe eines Löffels heraus. Schneiden Sie die Kiwi in Scheiben und geben Sie alles mit der Minze und einem Liter stillen Wasser in eine Karaffe. Lassen Sie es 20 Minuten ziehen und fügen gerne noch Eiswürfel hinzu.

Der Darm als Zentrum des Körpers

Haben Sie gewusst, dass unser Immunsystem zu 60-70 % seinen Sitz im Darm hat oder dass dieser unsere Emotionen steuert, durch eine direkte Verknüpfung mit unserem Gehirn? Unser Darm ist ein so viel größeres Wunderwerk, als uns tatsächlich bewusst ist, und verantwortlich für unser Wohl- und Krankheitsbefinden. Der Darm ist unser zweites Gehirn mit einem eigenen Nervensystem. Er besitzt genauso viele Nervenzellen (Neuronen) wie das Rückenmark und ganze 95 % des Glückshormons Serotonin werden aus den Neuronen im Darm gewonnen. Ein Ungleichgewicht des Serotoninspiegels kann im schlechten Fall zu depressiven Verstimmungen führen. Der Darm ist der Startpunkt des Stoffwechsels und der Selbstheilungskraft. In ihm siedeln Billionen Mikroorganismen, wie Bakterien und Hefen. Ihr Verantwortungsbereich ist vielfältig. So produzieren sie Vitamin B2 und 12, Folsäure, Biotin und Vitamin K. Außerdem helfen sie dem Immunsystem, schädliche Keime abzuwehren und deren Verbreitung zu verhindern. Es ist daher umso wichtiger, den Darm gesund zu halten.

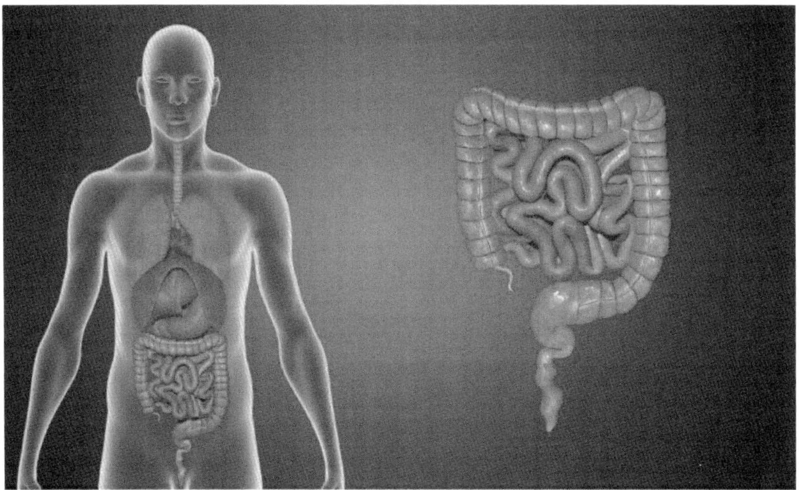

Schauen wir uns zuerst den Darm in seinem Aufbau und seiner Funktion etwas genauer an. Unser Darm, beziehungsweise unser Magen-Darm-Trakt, ist ein riesiges Organ. Er liegt auf engstem Raum, verschlungen in unserer Bauchhöhle, kann aber in Summe eine Länge von sieben oder acht Metern erreichen. Um möglichst viele Nährstoffe aus unserer Nahrung aufnehmen zu können, braucht unser Darm eine möglichst große Fläche. Die Aufnahme von Nährstoffen durch unseren Darm nennt sich Resorption. Da im menschlichen Körper jedoch nicht unendlich viel Platz vorhanden ist, hat die Natur sich etwas anderes zum Zwecke der Oberflächenvergrößerung einfallen lassen. Unser Darm besteht, mikroskopisch gesehen, aus Millionen von sogenannten Zotten und Krypten. Das sind mikroskopische Erhöhungen und Vertiefungen unserer Darmschleimhaut. Durch diese Bauweise ist unser Darm dazu in der Lage, auf kleinstem Raum eine riesige Fläche aufweisen zu können, nämlich fast 400 Quadratmeter. Das entspricht fast einem ganzen Basketballfeld!

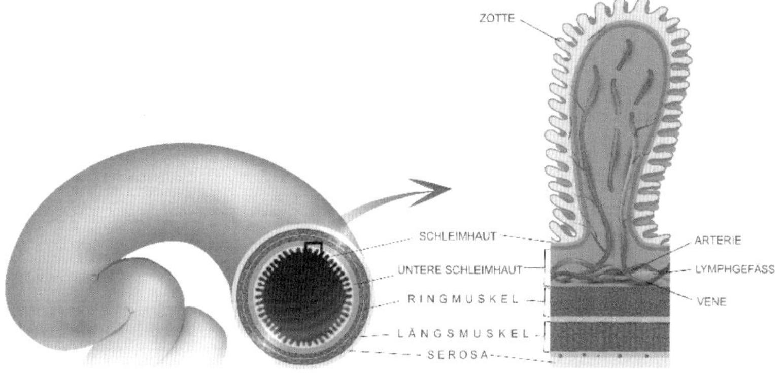

DÜNNDARM DARMSCHLEIMHAUTFALTE

Mucosa: innerste Schicht

Im Querschnitt gesehen besteht unser Darm aus 3 Schichten. Die innerste, welche direkt mit der Nahrung in Kontakt kommt, ist eine Schleimschicht, auch Mucosa genannt. Sie besteht aus den Enterozyten, also den typischen Zellen des Darms, und außerdem befindet sich auf ihr besonders viel lymphatisches Gewebe, in Form von mikroskopisch kleinen Lymphfollikeln. Diese dienen der Immunabwehr.

Mittelschichten

In der Mitte liegt eine Muskelschicht, die noch einmal aus zwei Lagen besteht, einer Ringsmuskelschicht und einer Längsmuskelschicht. Dadurch bleibt der Darm in Bewegung und kann durch Kontraktionen die Nahrung weiter transportieren. Das nennt man auch Peristaltik.

Serosa: äußerste Schicht

Die äußerste Schicht nennt sich Adventitia oder Serosa, je nach Lage im Bauchraum, sie grenzt den Darm vom Bauchraum ab und besteht hauptsächlich aus Bindegewebe. Die einzelnen Zellen des Darms sind untereinander durch sogenannte tight junctions verbunden, das sind Proteinkomplexe, welche den Zellverband an Ort und Stelle halten.

Ein besonderer Protagonist: Die Darmflora

Ein ebenfalls sehr wichtiger Teil unseres Darms ist das Mikrobiom, auch bekannt als Darmflora. Der Begriff Darmflora ist allerdings etwas irrtümlich, da es sich bei den Organismen (Bakterien, Pilze und Viren) in unserem Darm natürlich nicht um Pflanzen handelt. Die meisten Organismen unseres Mikrobioms finden sich im Dickdarm auf der Schleimschicht, also der innersten Schicht.

Die beiden wesentlichen Teile des Darms sind der Dünn- und der Dickdarm.

Der Dünndarm liegt schlingenförmig im Bauchraum, beginnt direkt am Magen und ist etwa 2-3 Meter lang. Die Innenwände sind mit vielen kleinen Darmzotten (Erhebungen) ausgekleidet, über die mehr Nährstoffe aufgenommen werden können. Der Dickdarm ist kürzer und etwa 1 bis 1,5 Meter lang. Diese beiden Teile sind größtenteils für unsere Verdauung zuständig. Der Prozess der Verdauung fängt allerdings bereits im Mund an.

Durch das Kauen und die im Speichel enthaltenen Enzyme wird die Nahrung zerlegt und gelangt danach in den Magen. Dort wird sie mit Verdauungssäften und der Salzsäure vermischt. Es entsteht ein Speisebrei, der sich Chymus nennt. Dieser wird anschließend in den Dünndarm transportiert, wo die verschiedenen Nährstoffe aufgenommen und gleichzeitig der Brei durch Enzyme und Verdauungssäfte weiter aufgespalten werden. Weiter geht es in den Dickdarm, genannt Kolon. Das, was von dem Chymus nach der Nährstoffaufnahme noch übrig ist, sind nicht verdaute Darminhalte, Ballaststoffe, Wasser und Verdauungssäfte. Es wird nun der größte Teil des Wassers entzogen und der verbliebene Rest im Enddarm für die Entleerung gesammelt, bis eine Information an das Großhirn und wiederum an die Analschleimhaut gesendet wird. Die Versendung dieser Information sorgt dafür, dass wir die vom Darm als Abfallstoffe (also für den Körper nicht verwertbare Stoffe) abtransportierten Bestandteile über den Darm ausscheiden.

Leider leiden in der heutigen Zeit immer mehr Menschen unter Verdauungsbeschwerden, seien es Verstopfungen, Blähungen, ein Völlegefühl oder Krämpfe im gesamten Magen-Darm-Trakt.

Durch den jahrelangen Verzehr von großen Mengen an Fleisch, Milchprodukten, Süßigkeiten, industriell hergestellten Lebensmitteln und schlechten Ölen kann der Dickdarm regelrecht verkrusten und dadurch seiner Funktion nicht gerecht nachkommen. Durch die vielen Verwinkelungen und der Länge des Darms gibt es unzählige Schlupflöcher, in denen sich Fäkalien verfangen können. Sobald diese im Dickdarm hängen bleiben, verfaulen und verhärten sie. Die Folge sind Verstopfungen und Krämpfe bis hin zu einem schwächeren Immunsystem oder sogar Depressionen. In diesem Fall ist eine Darmreinigung, in Form von speziell hergestellten Reinigungspulvern, die mit Wasser getrunken werden, oder sogar eine Colon-Hydrotherapie (Darmspülung beziehungsweise Einlauf) empfehlenswert.

Hilfreich und unterstützend für eine bestmögliche Verdauung kann auch die Trennkost sein, obwohl diese nicht zwingend erforderlich ist, denn nicht jeder reagiert sensibel auf die verschiedenen Kombinationen. Sollten Sie jedoch mit Bauchkrämpfen, einem Völlegefühl und Blähungen nach den Mahlzeiten zu kämpfen haben, könnte es sein, dass Sie mit diesem Konzept schnell positive Veränderungen wahrnehmen.

Nicht jedes Lebensmittel benötigt dieselben Bedingungen zum Verdauen und die Durchgangszeiten, also die Dauer vom Verzehr bis hin zur Ausscheidung, variieren. Eine Zusammenstellung der Lebensmittel, die in etwa die gleichen Verdauungsenzyme und die gleiche Verdauungszeit brauchen, können den Darm entlasten und so innere Staus verhindern.

Folgende Kombinationen und Verdauungszeiten sind hier aufgelistet:

- Melone am besten alleine essen. Verdauungszeit: 15 bis 30 Minuten
- Früchte generell alleine essen. Verdauungszeit: ein bis zwei Stunden
- Stärke, zum Beispiel Hülsenfrüchte, Brot, Getreide und Wurzelgemüse, kommt gut mit Gemüse zurecht. Verdauungszeit: drei Stunden
- Proteine wie Nüsse, Hülsenfrüchte und Samen harmonieren auch mit Gemüse.
- Stärke und Proteine vertragen sich nicht miteinander, zum Beispiel Getreide und Nüsse, Toast und Eier, Brot und Erdnussbutter.
- Gemüse ist neutral und passt zu allem. Verdauungszeit: zwei bis drei Stunden
- Obst und Proteine sind keine Freunde, ebenso wenig wie Obst und Stärke.

Ein Tag mit idealen Trennkostgerichten könnte demnach so aussehen:

Frühstück:
Vollkornbrot mit Avocado, Tomaten und Kresse

Mittagessen:
Ofengemüse

Zutaten:
1 kg Gemüse (Tomaten, Zucchini, Zwiebeln, Paprika, Karotten, Brokkoli, Kohlrabi, Fenchel)
3 Esslöffel Olivenöl
Thymian, Salz und Pfeffer

Zubereitung:

- Backofen auf 200 Grad Ober-/Unterhitze vorheizen.
- Gemüse in mundgerechte Stücke schneiden.
- Alles gleichmäßig auf dem Backblech verteilen.
- Olivenöl darüber träufeln und mit Thymian, Salz und Pfeffer würzen.
- Blech auf mittlerer Schiene in den Backofen schieben und 35 Minuten garen.

Abendessen:
Curry mit Zuckerschoten und Blumenkohl

Zutaten:
½ Kopf Blumenkohl
150 g Zuckerschoten
150 g Sellerie
3 Knoblauchzehen
1 Stange Porree
1 Esslöffel rote Currypaste
1 Esslöffel Currypulver
1 gestrichener Teelöffel Korianderpulver
1 Messerspitze Zimt
Öl (Kokosöl)
Salz und Pfeffer
1 gestrichener Teelöffel Cayenne-Pfeffer
400 ml Kokosmilch
200 g Sojajoghurt
1 gehäufter Teelöffel Gemüsebrühe

Zubereitung:

- Den Blumenkohl putzen und in kleine Röschen schneiden.
- Zuckerschoten waschen und die Enden abschneiden.
- Lauch in Ringe schneiden und abwaschen.
- Knoblauchzehen schälen und fein hacken oder pressen.
- Etwas Öl in der Pfanne erhitzen und alles kurz darin anbraten.
- Alle Gewürze zufügen und weitere 1-2 Minuten braten.
- Mit der Kokosmilch und dem Sojajoghurt ablöschen.
- Gemüsebrühpulver zufügen und bei geschlossenem Deckel 15 Minuten auf mittlerer Hitze köcheln lassen.

Dazu passt brauner Reis.

Der Körper als saures oder basisches Milieu?

Das Geheimnis eines gesunden Wohlbefindens liegt im Säure-Basen-Haushalt des Körpers, kurz gesagt, dem pH-Wert. Was Sie essen oder trinken, entscheidet letztendlich darüber, ob Sie das pH-Gleichgewicht, welches zudem sehr empfindlich ist, belasten oder auch unterstützen.

Der pH-Wert wird immer auf einer Skala von 0 bis 14 gemessen. Wenn eine Substanz 7,0 beträgt, dann ist sie neutral. Alles über 7,0 ist basisch und je höher der Wert, umso mehr Sauerstoff ist vorhanden. Alles unter 7,0 ist sauer und hat weniger Sauerstoff.

Exkurs:

pH – Definition

Das Wort „pH" kommt aus dem Englischen und heißt „potential of hydrogen", zu Deutsch: „Wasserstoff-Potential". Es ist also das Maß an vorhandenen Wasserstoffionen in einer bestimmten Lösung. Je mehr Ionen, desto saurer, je weniger, desto basischer ist die Lösung. Die pH-Wert-Skala geht von 0 bis 14, wobei 0 maximal sauer und 14 maximal basisch – auch alkalisch genannt – ist.

Für die Ernährung relevant ist der pH-Wert des Blutes. Er liegt mit den genannten 7,35 bis 7,45 im leicht basischen Bereich und damit wird schon klar, warum basische Ernährung empfehlenswert ist: Übersäuerung wird nicht gewünscht. Die unterschiedlichen Lebensmittel, die Sie zu sich nehmen, werden auf unterschiedliche Weise verdaut und verstoffwechselt und am Ende zahlreicher komplexer Schritte entstehen Säuren und Basen und abhängig vom Ausgangsprodukt liegt am Ende entweder ein Säure- oder ein Basenüberschuss vor.

Überschüssige Säure ist nicht grundsätzlich ein Problem, denn wie bereits erwähnt, weiß der Körper sich dabei hervorragend zu helfen. Gegen kurzfristigen Säureüberschuss helfen Puffer im Blut, sie sind eine Art frei verfügbarer Basen- und Säurevorrat, die je nach Bedarf auf Knopfdruck zur Neutralisierung eingesetzt werden können. Eine tüchtig saure Mahlzeit also stellt den Körper keineswegs vor Probleme und auch bei längerfristig ungünstigem Säuren-Basen-Verhältnis wird noch lange nicht der Notfall ausgerufen: Niere und Lunge scheiden die Säure einfach aus, am einfachsten über die Atemluft, der Rest über den Urin.

Unser Körper fühlt sich am wohlsten, wenn er leicht auf der basischen Seite ist. Der Idealwert im Blut liegt hier bei etwa 7,365. Unser Blut ist hierbei unser wichtigster Indikator, wenn es darum geht, den pH-Wert zu bestimmen. Ein zu basischer oder ein zu saurer Wert führt meist schon zu Signalen, die unser Körper uns sendet und die von leichten Symptomen zu immer stärkeren Beschwerden werden können, je nachdem, wie lange dieses Ungleichgewicht bereits anhält.

Ist unser Körper vermehrt im sauren Bereich, kann sich das in folgenden Erkrankungen bemerkbar machen:

- Schnupfen
- Ekzeme
- Hautausschläge
- Entzündungen
- Reizdarm
- Sodbrennen
- Arthritis
- chronische Müdigkeit
- Durchblutungsstörungen
- schwaches Immunsystem

Gefährlich wird es, wenn dieser Zustand von unter 7,0 über längere Zeit anhält, da ein zu saurer Wert gleichbedeutend mit zu wenig Sauerstoff im Blut ist und unser Zellstoffwechsel maßgeblich darunter leidet. Mit den Säuren, die als Nebenprodukt unserer Atmung, des Zellstoffwechsels, der Bewegung und des Abbaus der Zellen vorkommen, kann der Körper umgehen. Fügen wir diesem jedoch, durch einen ungesunden Lebensstil, weitere Säuren zu, wird es auf Dauer schwierig und der Organismus wird dadurch überfordert. Weiterhin ist ein zu saures Milieu der perfekte Nährboden für Bakterien, Pilze und Hefen, die ein basisches Milieu im Zaum halten kann. Tatsächlich kann es sogar sein, dass bei einer Erkältung oder einer Infektion die natürlich vorkommenden Bakterien bereits im Organismus kursierten und sich, aufgrund einer schlechten Ernährung und den damit geschaffenen idealen Rahmenbedingungen, vermehren.

Exkurs:

Säure-Basen-Haushalt unter der Lupe – Der PRAL-Wert

Mit Rotstift notieren können Sie sich gleich zu Beginn einen Ausdruck: den sogenannten PRAL (Potential Renal Acid Load)-Wert. Der gibt ganz einfach in Zahlenform an, wie viel Säure von der Niere bei der Verdauung ausgeschieden werden muss, damit das empfindliche Gleichgewicht im Blut erhalten bleibt. Liegt der PRAL-Wert im Negativbereich, so entstehen bei der Verstoffwechselung unterm Strich mehr Basen als Säuren, Werte über 0 bedeuten einen Säureüberschuss. Und wie sieht es nun mit den Werten unterschiedlicher Lebensmittel aus?

Zunächst einmal ein gängiger Irrtum: Was gemeinhin als sauer bezeichnet wird, weil es sauer schmeckt, ist deswegen noch lange nicht sauer im Sinne des pH-Werts. Der Saft einer Zitrone etwa lässt einen das Gesicht verziehen vor saurem Geschmack, tatsächlich kommt er jedoch mit einem vorbildlichen PRAL-Wert von -2,5 daher. Überblicksartig lässt sich sagen, dass eiweiß- und kohlenhydratreiche Lebensmittel Säurelieferanten sind, wohingegen die meisten Obst- und Gemüsesorten für basische Stoffwechselergebnisse sorgen, letztlich hilft aber nur eine PRAL-Wert-Tabelle wirklich weiter.

Solche Tabellen finden sich zum Glück mittlerweile in ausführlicher Form, wie zum Beispiel hier:

https://www.naehrwertrechner.de/

Nachfolgend sind auch die gängigsten Lebensmittel mit ihrem jeweiligen PRAL-Wert aufgelistet. Zu Beginn müssen Sie die einzelnen Lebensmittel gewissenhaft nachschlagen, aber keine Sorge, nach kurzer Zeit wissen Sie dann schon recht gut Bescheid, welche Leckereien empfehlenswert sind und welche eher selten auf dem Speiseplan stehen sollten. Apropos selten: Säurearm heißt keinesfalls säurefrei, denn erstens lässt sich Säure ohnehin nicht gänzlich vermeiden und zweitens gibt es auch deutlich saure Lebensmittel, die aber aus ernährungsphysiologischer Sicht absolut empfehlenswert sind, wie etwa herrlich gesundes Vollkornbrot. Warum Sie einige Säurebildner dennoch regelmäßig in Ihren Speiseplan integrieren sollten, erfahren Sie jetzt, denn es gibt *gute* und *schlechte* Säurebildner.

Um ein Nahrungsmittel einzustufen, ist nicht nur das Kriterium der Säurebilanz der Niere relevant, sondern auch andere Eigenschaften des Produktes. So gelten Fast Food und Co. zumeist als schlechte Säurebildner, da sie neben einem erhöhten PRAL-Wert auch noch viel Zucker, wenige Vitamine und noch weniger Ballaststoffe mitbringen. Hinzu kommen ökologische Aspekte. Eigelb hat einen PRAL-Wert von 24. Da aber in Eigelb wichtige Stoffe, wie tierisches Protein (mehr als in Eiweiß), gute Omega-3-Fettsäuren, Kalium, Selen, Eisen, mehrere Vitamine sowie Folsäure, enthalten sind, gilt es als guter Säurebildner, wenn Sie ein Ei aus guter Tierhaltung zu sich nehmen. Säurebildner lassen sich folgendermaßen gliedern:

Eher gute Säurebildner:	**Eher schlechte Säurebildner:**
Vollkornprodukte (Reis, Nudeln, Getreide) Pseudogetreide, wie Amaranth, Buchweizen und Quinoa Hafer und Haferflocken Nüsse und Samen Hülsenfrüchte	Alkoholische Getränke Koffein in jeder Form Schmelzflocken Zucker + zuckerhaltige Produkte und Getränke (auch gesüßter Saft) Fertigprodukte Weißmehlprodukte Polierter Reis Fast Food

Wichtig ist hier: Sie sollten auf sauer verstoffwechselte Lebensmittel keinesfalls komplett verzichten, denn sowohl Kohlenhydrate als auch Proteine sind unersetzliche Bestandteile einer gesunden Ernährung. Setzen Sie stattdessen ein wenig detektivischen Spürsinn ein und suchen Sie sich mittels PRAL-Tabelle aus jedem Bereich die weniger sauren Varianten heraus, die Ihnen schmecken, und lassen Sie diese künftig öfter einmal auf den Teller kommen.

Sie können die nachfolgende Tabelle nicht nur nutzen, um nachzusehen, welche Nahrungsmittel für eine rein basische Ernährung geeignet sind, sondern Sie können sie auch im Rahmen einer basischen Ernährung verwenden, bei der lediglich die Bilanz einer Mahlzeit basisch sein sollte, einzelne saure Lebensmittel aber erlaubt sind. So kann man z. B. die saure Wirkung von 100 g Lachs (PRAL-Wert 10) mit 200 g Kartoffeln (PRAL-Wert -6) mehr als ausgleichen.

Gemüse

Artischocke -3
Aubergine -3
Blumenkohl -4
Brokkoli -4
Champignons -2
Chicorée -3
Eisbergsalat -3
Erbsen 0
Feldsalat -7
Fenchel -10
Grünkohl -8
Gurke -2
Kartoffel -6
Knoblauch -3
Kohlrabi -7
Kürbis -5
Lauch -4
Lauchzwiebel -6
Möhre -5
Oliven -1
Pak Choi -3
Paprika -8
Pfifferling -7
Portulak -12
Radicchio -4
Radieschen -5
Rosenkohl -5
Rote Bete -5
Rucola -8
Sauerkraut -5
Schwarzwurzel -6
Sellerie -6
Shiitake -1
Spargel, gegart -2
Spinat -12
Steinpilz -3
Süßkartoffel -6
Tomaten -4
Weißkohl -4
Zucchini -4
Zwiebel -2

Kräuter & Essig

Apfelessig -2
Balsamicoessig -1
Basilikum -7
Brunnenkresse -6
Dill -12
Estragon -10
Kerbel -16
Majoran -8
Oregano -10
Petersilie -15
Pfefferminze -4
Rosmarin -6
Salbei -8
Schnittlauch -7
Thymian -6

Fleisch & Fisch

Bockwurst 7
Brathähnchen 9
Fleischwurst 7
Forelle 10
Frankfurter 7
Garnele 18
Hackfleisch, gemischt 11
Heilbutt 9
Hering 9
Hühnerfleisch 9
Jakobsmuscheln 2
Kabeljau 8
Kasseler 6
Krabben 9
Krakauer 7
Lachs 10
Landjäger 7
Leber 15
Leberkäse 8
Leberwurst 11
Lyoner 5
Makrele 9
Matjeshering 8
Miesmuscheln 15
Pute 12
Rindfleisch 8
Rotbarsch 9
Salami 12
Sardelle 8
Sardinen in Öl 14
Schinken 8
Schinkenspeck 9
Scholle 8
Schweinefleisch 8
Thunfisch 10

Obst & Beeren

Ananas -4
Apfel -2
Aprikosen, getr. -30
Aprikosen -5
Avocado -9
Bananen -8
Birnen -2
Brombeeren -4
Cranberrys, getr. -9
Datteln, getr. -12
Erdbeeren -3
Feigen -4
Feigen, getr. -18
Granatapfel -5
Grapefruit -3
Himbeeren -3
Honigmelone -5
Johannisbeere -5
Kirschen -4
Kiwi -6
Kokosnuss -3
Limette -2
Mandarine -3
Mango -3
Nektarine -3
Orange -3
Papaya -5
Passionsfrucht -3
Pfirsich -3
Pflaume, getr. -20
Pflaume -4
Preiselbeere -1
Rosinen -21
Wassermelone -2
Weintraube -3
Zitrone -2

Milchprodukte & Ei

Brie 10
Butterkäse 13
Buttermilch 0
Camembert 12
Cheddar 26
Edamer 19
Ei 10
Eigelb 24
Eiweiß 2
Emmentaler 22
Frischkäse 1
Gorgonzola 9
Gouda 19
Hüttenkäse 8
Joghurt 0
Kefir 0
Milch (1,5 %) 1
Milch (3,5 %) 1
Molke -2
Mozzarella 12
Parmesan 25
Quark 9
Ricotta 9
Sahne 0
Saure Sahne 0
Schafskäse 13
Schmand 0
Schmelzkäse 23
Tilsiter 19

Süßwaren

Apfelkuchen 2
Berliner 5
Fruchteis 0
Honig 0
Honigkuchen 4
Kekse 5
Käsekuchen 6
Lakritz 0
Marmelade -2
Marzipan 0
Muffins 2
Nuss-Nougat-Creme -1
Schokolade, Vollmilch 2
Schokolade, Weiß 0
Schokolade, Zartbitter 0
Speiseeis 1
Stollen 0
Traubenzucker 0
Weingummi 15
Zucker, braun -1
Zucker, weiß 0

Nüsse, Samen & Öle

Cashewkerne 4
Erdnuss 7
Haselnuss -2
Kokosfett 0
Kürbiskerne 14
Leinsamen 14
Leinöl 0
Mandeln 4
Margarine 0
Olivenöl 0
Pinienkerne 12
Pistazien 0
Rapsöl 0
Sonnenblumenöl 0
Walnuss 6

Hülsenfrüchte & Getreide

Amaranth 8
Baguette 4
Bohnen -4
Buchweizen 2
Bulgur 3
Croissant 4
Dinkel 8
Erbsen 1
Fladenbrot 4
Gerste 6
Haferflocken 9
Hirse 2
Kichererbsen 2
Kidneybohnen -2
Knäckebrot 6
Laugengebäck 17
Linsen 4
Mais 3
Nudeln 7
Pumpernickel 3
Quinoa 2
Reis, geschält 4
Reis, ungeschält 13
Roggenbrot 3
Roggenmehl 4
Rosinenbrot 0
Salzgebäck 5
Sojabohnen -9
Sojamilch -1
Tempeh 5
Toastbrot 5
Tofu 3
Weizenmehl 5
Weizenvollkornmehl 8
Weißbrot 4
Zwieback 5

Getränke ohne Alkohol

Apfelsaft -2
Cola 2
Früchtetee 0
Gemüsesaft -4
Kaffee -1
Kakao 0
Kokosnussmilch -6
Kräutertee 0
Mineralwasser -1
Orangensaft -3
Tee -1
Tomatensaft -3
Traubensaft -3
Zitronensaft -2

Getränke mit Alkohol

Bier, dunkel 0
Bier, hell 0
Cognac 0
Eierlikör 3
Hefeweizen 0
Sekt -1
Wein -2
Weinbrand 0

Kehren wir nun zu den Ausführungen zum pH-Wert zurück, kann gesagt werden: Der Grund, der für einen sauren pH-Wert sorgt, liegt nicht nur allein an der Ernährung. Auch Stress, anhaltende Wut, Drogen, Zigaretten und ein Mangel an Bewegung können Sie im wahrsten Sinne des Wortes sauer machen. Gerade Stress ist ein ernst zu nehmender Faktor, da die freigesetzten Hormone Cortisol und Adrenalin ebenfalls säurebildend sind und für eine Überschwemmung des Organismus sorgen. Der Körper hat jedoch bestimmte Bereiche, welche bewusst ein saures Milieu haben.

Zu diesen Bereichen gehören der Darm, die Haut und bei Frauen die Vagina, um gesundheitsschädliche Bakterien fernzuhalten. Die sauerste Umgebung stellt der Magen mit einem pH-Wert von 1,6 bis 2,4 dar. Verantwortlich ist die Salzsäure, die wichtig ist, um unfreundliche Eindringlinge zu bekämpfen und die Nahrung abzubauen. Selbst kann man leicht den pH-Wert durch den Urin ermitteln, mithilfe von Teststreifen aus der Apotheke. Diese zeigen durch die Veränderung der Farbe an, wie sauer oder basisch der Körper ist. Vorzugsweise ist ein Test mit dem zweiten Gang zur Toilette und vor einer Mahlzeit zu machen, da der pH-Wert tagsüber Schwankungen ausgesetzt ist, je nachdem, was an Nahrung aufgenommen wurde, und der erste Morgenurin normalerweise eher sauer ist, durch die Stoffwechselprozesse während der Nacht. Der gemessene Wert sollte dann optimalerweise zwischen 6,8 und 7,5 liegen.

Anmerkung:
Ein einziges Testergebnis sagt noch nicht viel aus, durch die Schwankungen, die natürlicherweise vorkommen. Messen Sie daher mindestens eine Woche mehrmals am Tag, um ein genaueres Bild davon zu bekommen, in welchem Bereich Sie sich aufhalten. Halten Sie diese Werte in einem Notizbuch fest, so können Sie auch Ihre Erfolge, wenn Sie parallel eine Umstellung Ihres Lebensstils vornehmen, besser nachverfolgen.

Achtung:
Wichtig, zu wissen, ist, dass die Skala logarithmisch ist, was bedeutet, dass eine Erhöhung oder Erniedrigung von nur einer Ziffer in Wahrheit um ein Vielfaches von zehn ist. Wenn Sie also von 7 auf 6 auf der Skala messen, ist dies zehnmal saurer und von 7 auf 5 ist es gleich hundertmal saurer.

Ideal ist ein Speiseplan mit 60 bis 80 % basischen und 20 bis 40 % sauren Lebensmitteln. Sauer heißt jedoch nicht gleich sauer, denn in einer guten Ernährung sind auch gesunde, säurebildende Nahrungsmittel wichtig. Dazu zählen einige Getreidearten, Nüsse und Bohnen, da sie gleichzeitig tolle Proteinlieferanten sind und es sich zudem um schwache Säuren handelt. Tierische Proteine hingegen werden als starke Säuren bezeichnet. Diese benötigen eine Menge Energie, um neutralisiert zu werden, und belasten zudem Niere und Leber. Da die Nieren täglich nur eine ganz bestimmte Menge an Säuren abbauen können, lagert sich der Rest im Gewebe ab. Bekannt sind diese als Schlacken, diese können mit der Zeit zu unschönen Dellen an Beinen und Po werden. Im Gegensatz zu starken Säuren kann der Körper eine unbegrenzte Menge an schwachen Säuren ausscheiden, daher liegt ein großer Unterschied für unseren Organismus darin, ob brauner Reis oder ein Steak verzehrt wurde.

In der nachstehenden Tabelle werden die wichtigsten basischen und sauren Lebensmittel aufgezählt.

Basische Lebensmittel	**Saure Lebensmittel**
Nüsse, wie Mandeln, Leinsamen, Paranüsse und Sesamsamen	Kaffee und schwarzer Tee
Misosuppe	Honig, brauner Zucker und Maissirup
Sprossen	Alkohol
Rohe Tomaten (gekocht sind sie etwas säurebildend)	Geschmacksverstärker wie Glutamat
Basisches Wasser	Raffiniertes Getreide, wie Weißbrot, weiße Nudeln und Reis
Meeresalgen	Zigaretten und Drogen
Öle wie Leinöl und Hanföl	Tierisches Eiweiß, wie Geflügel, Fisch, rotes Fleisch, Milchprodukte und Eier
Avocados	Industrieller Zucker und Austauschstoffe
Hülsenfrüchte, besonders Erbsen und Bohnen	Konservierungsstoffe
Zitronen und Grapefruits	Verarbeitete Öle, wie Margarine und raffinierte Pflanzenöle, Transfette und Fettersatz
Wurzelgemüse, wie Süßkartoffeln und Kartoffeln	Ketchup, Senf und Mayo
Grüne Smoothies und Säfte	Kochsalz (Meersalz ist hier besser)
Stevia (ein natürliches Süßungsmittel)	Sojasauce (sparsam verwenden)
Oliven in Öl	Energydrinks und Limo
Quinoa, Amarant, Buchweizen, Hirse und Wildreis	Geröstete und gesalzene Nüsse
Hochwertiges Weizengras	Schwermetalle und Pestizide

Alle Arten von grünem Gemüse, allen voran aber Blattgemüse, wie Weißkohl, Spinat, Kohlrabiblätter, Endiviensalat, Grünkohl und Kopfsalat	Einige Hülsenfrüchte sind leicht säurebildend, wie Kichererbsen, Soja- und schwarze Bohnen (besitzen jedoch wertvolle Bestandteile für eine gesunde Ernährung)
	Stark verarbeitete Nahrung
	Essig (Ausnahme Apfelessig)

Es geht nicht darum, sich von jetzt an selbst zu kasteien und auf alles Schlechte zu verzichten, was einem gut schmeckt und worauf man hin und wieder Lust hat. Eine positive Wirkung merkt man aber doch sehr schnell, wenn die Gelüste und die Menge der tierischen Produkte nur gelegentlich auf dem Teller landen.

Wir können die Zügel also selbst in die Hand nehmen und unseren Körper gezielt unterstützen, auf der basischen Seite zu bleiben, indem wir einen gesunden Lebensstil anstreben, mit moderater Bewegung und viel basischer Nahrung in Form von Salaten, frischen grünen Säften, viel Gemüse und einer pflanzlichen Nahrung.

Pflanzenbasierte Ernährung

In diesem Ratgeber geht es nicht darum, Sie nun zum Vegetarier oder gar zum Veganer zu machen, sondern vielmehr darum, das breite Wissen und die Fakten darzulegen, die auf dem Weg zu mehr Bewusstheit, Gesundheit und Wohlbefinden unterstützen.

Für unsere Gesundheit und auch den Planeten ist eine vegetarische Ernährung die beste Entscheidung, die man treffen kann, denn die Vorzüge einer pflanzenbasierten Ernährung sind sehr bedeutsam und demnach hervorzuheben.

Viele Ernährungsfachleute sind der Ansicht, dass wir Menschen schlechte Voraussetzungen haben, Fleisch vollständig zu verdauen, sondern anatomisch gesehen zu den Pflanzenfressern gehören. Dies fängt bereits bei den Zähnen an. Raubtiere besitzen Reißzähne, die, wie die Bezeichnung schon sagt, die Beute reißen können. Der Mensch hingegen hat Mahlzähne, die prädestiniert dazu sind, Nahrung gründlich zu kauen und zu zerkleinern, sie also zu mahlen. Weiter geht es mit der Menge an Salzsäure. Ein Raubtier hat von dieser sehr viel in seinem Magen, um das schwer verdauliche Fleisch zu bearbeiten, während unsere Mägen nur eine kleine Menge besitzen, um Proteine aus Pflanzen zu verdauen. Ein weiterer erwähnenswerter Punkt ist der, dass Raubtiere ihr Fleisch frisch und als Ganzes verzehren. Durch die Organe, die mitgefressen werden, erhalten sie ihre Nährstoffe und Mineralien, während das Fleisch, welches vom Mensch konsumiert wird, meist aus verunreinigten Massentierhaltungen stammt und zusätzlich noch Medikamente, wie Antibiotika, enthält. Außerdem sorgt der kurze Verdauungstrakt eines Raubtiers dafür, dass die Beute schnell wieder aus dem Körper ausgeschieden wird. Da der menschliche Darm, wie bereits erwähnt, eine Länge von etwa 5 bis 6 Metern hat und miteinander verschlungen und in sich gebogen ist, bleibt auch das Fleisch tage- oder wochenlang drin, was dazu führen kann, dass es innerlich anfängt, zu stinken, und sich in übelriechenden Blähungen oder auch einem Völlegefühl und Bauchschmerzen zeigt.

Es ist leider ein weit verbreiteter Mythos, dass die einzige Quelle für Proteine Fleisch ist. Es ist jedoch so, dass gerade dem Fleisch sekundäre Pflanzenstoffe, Ballaststoffe, Enzyme und Antioxidantien fehlen und es hingegen sehr viel Pflanzen gibt, die alles miteinander vereinen. Die Menge an Proteinen, die der Körper laut vielen Fachleuten benötigt, ist in etwa 20 bis 35 Gramm. Zu diesen Pflanzen mit einem hohen Proteingehalt gehören:

Lebensmittel	**Menge**	**Proteingehalt in Gramm**
Hirse	225 g	8
Mais	225 g	5
Brokkoli	225 g gekocht	5
Mandeln	60 g	7,4
Cashewkerne	60 g	5
Erdnüsse	30 g	7
Grünkohl	225 g gekocht	2
Kichererbsen	225 g	15
Pintobohnen	225 g	14
Walnüsse	30 g	4
Quinoa	225 g gekocht	6
Limabohnen	225 g	15
Weiße Bohnen	225 g	16
Brauner Reis	225 g gekocht	9
Graupen	60 g	3,6
Leinsamen	2 Esslöffel	4
Hafer	225 g gekocht	6
Hanfsamen	2 Esslöffel	15
Tofu	115 g	10
Erbsen	225 g	9
Schwarze Bohnen	225 g	15
Spinat	225 g gekocht	5
Tempeh	225 g	30

Dass Kalzium ein sehr wichtiger Mineralstoff ist, der unsere Knochen und auch die Zähne gesund hält, ist bekannt. Die empfohlene tägliche Aufnahme von Kalzium beträgt für Erwachsene etwa 1000 g. Milch ist allerdings nicht der einzige Lieferant, denn auch mit einer veganen Ernährung lässt sich genügend Kalzium für gesunde Knochen aufnehmen.

Eine Studie, welche im Jahr 2000 veröffentlicht wurde, zeigte, dass Länder mit einer geringeren Kalziumaufnahme weniger Hüftfrakturen zu verzeichnen hatten als Länder mit einem hohen Zufuhr an Kalzium. Primär geht es daher nicht um die Höhe der Aufnahme, sondern um die Menge, die wir tatsächlich in uns behalten und absorbieren. Einfluss darauf haben sowohl Natrium als auch Proteine. Je mehr wir von diesen beiden Bestandteilen konsumieren, desto mehr Kalzium wird von unserem Körper ausgeschieden. Beides findet sich in stark verarbeiteten Lebensmitteln und tierischen Produkten wieder.

Betrachten wir hierzu das Thema Kuhmilch genauer.
Die Natur sieht es vor, dass Babys in ihrer Anfangszeit Milch trinken, bevor sie feste Nahrung aufnehmen. Ein Kälbchen trinkt in den ersten Monaten ebenfalls von der Mutter Milch. Das ist auch essentiell für die Gesundheit der Babys, denn Muttermilch ist reich an wichtigen Stoffen und Fetten, wie DHA (Docosahexaensäure), für eine gute Entwicklung des Gehirns. Die Muttermilch für Menschen hat sehr wenige Proteine, die Kuhmilch allerdings dreimal so viel, was ganz selbsterklärend ist, denn Kuhbabys benötigen diese Menge, sie werden schließlich bis zu 700 Kilogramm schwer. Konsumiert der Mensch also Kuhmilch, nimmt er nicht nur eine viel zu hohe Menge an Proteinen auf, sondern auch noch Hormone und nicht zuletzt weiße Blutzellen, also Eiter. Dieser kommt durch den häufigen, unnatürlichen Melkprozess zustande, der viele Kühe an einer Mastitis (Entzündung des Euters) leiden lässt, und diese Partikel werden in die Milch abgegeben. Ob nun pasteurisiert oder roh, spielt keine Rolle. Mit den Hormonen sieht es ähnlich aus. Es ist nicht in der Natur der Kühe, dass diese unentwegt Milch geben, sie bekommen Hormone verabreicht und oftmals noch ein Rinder-Wachstumshormon (rBST), um die Produktion der Milch zu verdoppeln. Durch diese vielen Ursachen produziert die Kuh auch weitaus mehr Östrogen als vorgesehen. Forscher der Universität in Harvard haben die Auswirkungen untersucht und festgestellt, dass die Wachstumshormone von Kindern aus der Mongolei nach einem vierwöchigen Milchkonsum um 40 % stiegen und sie einen ganzen Zentimeter in diesem Monat wuchsen. Wenn wir uns all diese Dinge in unser Bewusstsein holen, ist es nicht verwunderlich, warum so viele Krankheiten und Beschwerden auf der Welt herrschen.

Um noch einmal auf das Kalzium zurückzukommen, gibt es einen weiteren Punkt, denn Kalzium wird gemeinsam mit Vitamin C besser von uns aufgenommen. Eine ausgewogene Ernährung mit den Kalziumlieferanten Brokkoli, Grünkohl, anderen Blattkohlsorten, Rucola, Nüsse und Samen, die ebenfalls einen hohen Gehalt an Vitamin C haben, wird Sie in allen Punkten gut versorgen und gesund halten.

Anmerkung:
Auch Krafttraining ist für eine Erhöhung der Knochendichte verantwortlich, denn Belastungstraining in Form von Gewichtheben, Muskelaufbautraining, Yoga, Joggen, Tanzen, Laufband und Crosstrainer regen die Knochenbildung und gleichzeitig die Speicherung von Kalzium an. Zwölf bis zwanzig Minuten dreimal die Woche reichen aus.

Fahrradfahren und Schwimmen zählen nicht dazu, da beides die Schwerkraft verhindert, um die es hierbei geht.

Pflanzliche Nahrung und die sekundären Pflanzenstoffe sind ein wahrer Energiebooster, geradezu ein Jungbrunnen, denn vor allem rohe Lebensmittel, wie

- Blattsalate,
- Weizengras,
- grünes und farbiges Blattgemüse,
- Sprossen,
- Nüsse,
- Samen,
- Algen sowie
- grüne Säfte und Smoothies

geben Ihrem Körper eine ganze Flut an Vitaminen, Mineralien, Chlorophyll, Enzymen, Nährstoffen, Ballaststoffen und vor allem Sauerstoff. Letzteren lieben Ihre Zellen ganz besonders, da sie dadurch wunderbar gedeihen können. Anders sieht es dagegen bei ungesunden Zellen, wie Krebszellen, aus. Diese wachsen unter sauerstoffarmen Bedingungen und ernähren sich zudem gerne von industriellem Zucker. Der Nobelpreisträger Dr. Otto Warburg (1883-1970) belegte in vielen Studien, dass Krebszellen nur unter anaeroben Bedingungen leben können. Je roher und lebendiger eine Nahrung noch ist (Sprossen zum Beispiel, da diese noch wachsen), desto mehr Ballaststoffe und Lebenskraft erhalten wir.

Den Körper sollte man jedoch langsam in kleinen Schritten an Rohkost gewöhnen, da eine radikale Umstellung, vor allem bei einem schwachen Verdauungssystem, zu Magen-Darm-Beschwerden führen kann. Sinnvoll ist es daher, das Gemüse schonend zu dämpfen oder zu blanchieren, um die faserige Außenhülle aufzubrechen.

Die Kickboxer unter den Pflanzenstoffen sind sekundäre Pflanzenstoffe. Sie schützen eine Pflanze vor Krankheiten und helfen unserem Organismus ebenfalls, Krankheiten abzuwehren und die freien Radikale einzufangen. Sie sind ein wahrhafter Geber, durch den Besitz eines zusätzlichen Elektrons. Unterschieden werden unter anderem folgende:

- **Quercetin** in Äpfeln und Zwiebeln; Herzkrankheiten und deren Entstehung kann verhindert werden
- **Lycopin** in Tomaten, Grapefruits und Wassermelonen; kann vor Prostatakrebs schützen
- **Beta-Carotin**, vor allem in orangefarbenen Nahrungsmitteln, wie Karotte, Kürbis und Süßkartoffeln, aber auch in dunkelgrünen Blattgemüsen, dort ist die Farbe lediglich vom Farbstoff des Chlorophylls überdeckt; der Körper wandelt das Beta-Carotin in Vitamin A um
- **Resveratrol** ist enthalten in violetten, blauen und weißen Lebensmitteln wie roten Trauben, Heidelbeeren, Himbeeren und Knoblauch. Es schützt die Haut vor freien Radikalen und der UV-Strahlung.
- **Lutein** und **Zeaxanthin** sind in orangen, gelben und roten Nahrungsmitteln, wie Mais, Paprika, rote Rüben und Johannisbeeren, enthalten. Diese beiden Stoffe haben eine schützende Wirkung für die Augen, insbesondere Lutein für die Netzhaut.

Kraft der Kräuter & Keimen

Etwas weiter oben wurde schon erwähnt, dass ganz besonders Sprossen Vitalkost sind, über jede Menge Energie verfügen und damit auch uns Menschen bestens versorgen. Dies rührt daher, dass während der Keimung durch die Stoffwechselprozesse viele Vitamine und Nährstoffe gebildet werden. Sprossen sind daher große Lieferanten von Spurenelementen, Mineralien und ungesättigten Fettsäuren.

Zu den beliebtesten und gesündesten Sprossen gehören Alfalfa, Brokkoli, Kohl, Radieschen und Kresse. Gerade die Kresse ist die am häufigsten verzehrte Sprosse und ein wahres Heilmittel. Bereits in Indien wurde diese schon in der Ayurveda eingesetzt, sowohl gegen Durchfall als auch gegen Schmerzen in den Muskeln und den Verlust der Libido.

Exkurs:

Was versteht man unter Ayurveda?

Das Wort und auch die Heilkunst kommen aus Indien und bedeutet so viel wie „Leben" und „Wissen". Der Körper wird hier ganzheitlich betrachtet und es geht vor allem um den Erhalt beziehungsweise die Wiederherstellung der inneren Balance. Mithilfe verschiedener Säulen, wie die Ernährung, Reinigungskuren und Entgiftungen, das Bewusstsein, mit sich umzugehen, und auch die Anwendung verschiedener Heilpflanzen als Medizin wird der Körper wieder ins Gleichgewicht gebracht und es wird Krankheiten entweder vorgebeugt oder diese werden behandelt.

Weitere Bestandteile der Kresse sind Eisen, Kalzium, Proteine und Vitamin C, aber auch durch die enthaltenen Isothiocyanate kann Kresse bei einer Schilddrüsenüberfunktion dafür sorgen, dass diese sich entspannen und beruhigen kann.

Kresse hat noch viele andere Gesundheitsvorteile:

- Unterstützung bei Entgiftungen
- Unterstützung des Herz-Kreislauf-Systems
- Hilfe bei Verdauungsbeschwerden
- bei Erkältungen
- hilfreich bei Hautproblemen
- Förderung der Heilung von Knochen

Tipp:
Nichts kann so einfach selbst gezogen werden wie Kresse. Benötigt wird lediglich eine kleine Schale, feine Erde oder Watte und die Samen. Einfach die zerzupfte Watte oder die Erde in die Schale geben und leicht andrücken. Dann die Samen darüber verteilen und etwas gießen. Achten Sie darauf, alles feucht zu halten, aber nicht zu ertränken. Nach etwa 4 Tagen können Sie bereits die ersten Keime entdecken. Da Kressesprossen nicht nachwachsen, können Sie diese immer wieder neu säen und Ihren Vorrat auffüllen.

Ein weiterer König unter den Sprossen ist der Brokkoli, besonders die Sorte Broccoli calabrese mit einem hohen Anteil an Sulforaphan. Dieser Inhaltsstoff ist in jedem Brokkoli vorhanden, jedoch in Sprossen und dieser bestimmten Sorte fünfzigmal höher. Bekannter ist Sulforaphan unter dem Begriff „Antioxidans“. Oxidativer Stress und freie Radikale haben mit dem täglichen Verzehr keine Chance mehr.

Falls Ihnen nichts außer Salat einfällt, mit dem Sie die Sprossen essen können, sind hier noch ein paar Ideen:

- Sie können diese zu einem selbst gemachten Smoothie geben.
- Ebenfalls könnten Sie sie entsaften und damit Ihrem leckeren selbst gemachten Obst-Gemüse-Saft einen ultimativen Gesundheitskick verpassen.
- Gedünstet passen sie als Beilage zu jedem Gemüse.
- Sie verzieren jedes belegte Brot und jedes weitere Gericht.
- Gemeinsam mit klein gehackten Nüssen und Zwiebeln ist ein leckerer Brotaufstrich gezaubert.

Auch Kräuter haben eine ganz besonders heilsame Wirkung und können sowohl präventiv als auch bei vorhandenen Beschwerden eingesetzt werden. Sie sind, wie die Sprossen, reich an Antioxidantien und jeder einzelne Kräutertopf punktet mit seinen positiven Eigenschaften. Es gibt dabei mehrjährige Kräuter und einjährige Kräuter. Bei den mehrjährigen Kräutern ist eine richtige Ernte wichtig für das weitere Wachstum, so werden Sie längere Zeit etwas von Ihren Kräutern haben. Zu den mehrjährigen Kräutern gehören unter anderem Thymian, Rosmarin, Majoran, Melisse, Lavendel, Liebstöckel, Estragon und Schnittlauch. Gerade bei Thymian und Rosmarin ist das Entfernen der Triebe sinnvoll, da sich die Pflanze dadurch immer wieder verjüngen und noch weiter austreiben kann.

Die einjährigen Kräuter sind Dill, Petersilie, Koriander und Basilikum. Diese sollten nur portionsweise abgeschnitten werden und es empfiehlt sich, alle zwei Wochen nachzusäen, so ist eine Versorgung immer gesichert.

Die einzelnen Pflanzen und deren Heilwirkungen finden Sie in der nachfolgenden Tabelle:

Kräuterart	Wirkung
Basilikum	Geeignet zur leichteren Verdauung von Fleisch und Fisch durch eine Verbesserung der Magenaktivität; weiterhin ist Basilikum entzündungshemmend und enthält zudem Antioxidantien **Anmerkung:** Keine einzelnen Blätter abzupfen, sondern den ganzen Stiel; keiner großen Hitze aussetzen **Tipp:** Einen Teelöffel getrocknetes Basilikum zusammen mit 250 ml kochendem Wasser übergießen und 10 Minuten ziehen lassen. Danach abseihen und mit einem Spritzer Zitronensaft verfeinern.
Dill	Heilsam bei Bauch- und Menstruationsschmerzen und auch sehr gut bei Verdauungsproblemen; Dill ist reich an Antioxidantien und schützt somit vor freien Radikalen **Tipp:** Als Tee gegen Schmerzen im Bauchbereich einfach einen Teelöffel Dillsamen mit kochendem Wasser aufgießen und nach 5 Minuten die Samen abseihen. Sie können bis zu 3 Tassen täglich trinken.

Estragon	Bei Verdauungsbeschwerden und zur Bildung des Magensafts; durch die enthaltenen Phytosterole kann Estragon eine positive Wirkung auf den Menstruationszyklus haben **Tipp:** Ein Tee aus Estragonblättern hilft gegen Blähungen und fördert die Nierentätigkeit.
Kerbel	Unterstützt die Entgiftungsorgane durch die Flavonoide und entschlackt; weiterhin ist es blutbildend, verdauungsfördernd, entzündungshemmend und es stärkt das Immunsystem. **Tipp:** Zur Entgiftung 1 Esslöffel getrockneten Kerbel mit 250 ml Wasser aufgießen und 10 Minuten ziehen lassen. Danach abseihen und genießen. Für eine optimale Kur 3 Tassen täglich über 3 bis 4 Wochen trinken.
Petersilie	Ist krampflösend, harntreibend und verdauungsregulierend; Petersilie ist reich an Vitamin C und verleiht dadurch Vitalität; ebenfalls ist Petersilie wehenfördernd, weshalb Schwangere keine großen Mengen zu sich nehmen sollten **Tipp:** Als Tee 1 bis 2 Teelöffel Samen oder Wurzeln mit Wasser übergießen und nach 10 Minuten abseihen.
Salbei	Besitzt eine adstringierende (zusammenziehende) und desinfizierende Wirkung; besonders bei Beschwerden im Hals- und Rachenbereich ist es das Kräuter der Wahl; Salbei hemmt außerdem die Schweißbildung und hilft bei Menstruationsbeschwerden **Tipp:** 5 frische Salbeiblätter mit 250 ml heißem Wasser aufgießen, 10 Minuten stehen lassen, danach die Blätter entfernen und in kleinen Schlucken trinken.

Rosmarin	Stärkt einen niedrigen Blutdruck, die Nerven, das Verdauungssystem und beseitigt Blähungen; Rosmarin kann eine ausbleibende Periodenblutung auslösen **Tipp:** 1 Rosmarinzweig mit 250 ml heißem Wasser übergießen und nach 10 Minuten den Zweig entfernen. In kleinen Schlucken trinken.
Lavendel	Wirkt beruhigend und antiseptisch; besonders bei unruhigen Babys und Kleinkindern sind Lavendelkissen wertvoll **Tipp:** Im Badewasser entfalten frische Lavendelblüten eine wohltuende Entspannung.
Liebstöckel	Stärkt die Verdauungsorgane und wirkt harntreibend; lindert ebenso Menstruationsbeschwerden und kann Wehen auslösen, Schwangere sollten daher erst bei Fälligkeit der Geburt Liebstöckel verwenden; Hilfreich außerdem noch bei Erkältungen **Tipp:** 1 Teelöffel und 250 ml heißes Wasser ergeben nach 10 Minuten einen leckeren Tee.
Oregano	Mittel der Wahl bei Darmparasiten, aber auch hilfreich bei Fieber und Erbrechen **Tipp:** 2 Teelöffel getrockneten Oregano mit 80 Grad heißem Wasser übergießen und nach 10 Minuten genießen.
Pfefferminze	Als Tee bei Magen-Darm-Beschwerden ist Pfefferminze allseits bekannt, aber auch bei Kopfschmerzen und Schnupfen findet das Heilkraut Anwendung.
Schnittlauch	Enthält Vitamin C, wirkt belebend und ist blutreinigend; weiterhin hilft er bei Blähungen, Magenentzündungen und Appetitlosigkeit

Untersuchungen zur Wirksamkeit der Mitochondrientherapie

Seit die erste mitochondriale Dysfunktion in den 1960er Jahren beschrieben wurde, hat die Medizin gute Fortschritte gemacht. Die Hoffnung vieler Mediziner ist es, Krankheiten, die durch eine Mitochondriopathie entstehen, zu heilen und letztendlich auch die Mitochondrien selbst wieder zu regenerieren und neu aufzubauen. Vor allem Alternativmediziner wie Heilpraktiker sehen einen direkten Zusammenhang zwischen Beschwerden und den kleinen Zellorganellen und bezeichnen die Mitochondriopathie als Ursache allen Übels. Tatsächlich haben auch Wissenschaftler mittels vieler Studien feststellen können, dass bei nahezu 97 % aller chronischen Krankheiten die Mitochondrien in Mitleidenschaft gezogen wurden.

In Kapitel **„Mitochondrientherapie – Was ist das?“** wurde bereits erläutert, dass die Mitochondrien besonders durch oxidativen Stress geschädigt werden. Daher ist auch eine **Antioxidantientherapie** ein praktikabler Ansatz. In Kapitel „**Medizinische Dimensionen und Behandlungen mit Mitochondrientherapie“** wird diese Therapie nochmals aufgegriffen und näher erklärt.

Da es spezifisch darum geht, die Ursache festzustellen und an diesem Punkt anzusetzen, ist eine umfassende Diagnostik im ersten Schritt erforderlich. Durch diese können die Gründe der Mitochondriopathie festgestellt werden und dementsprechend kann ein Behandlungskonzept erstellt werden. Je nachdem, wie weit die Dysfunktion vorangeschritten ist und welche Nachwehen dadurch entstanden sind, kann eine vollständige Heilung erfolgen.

Warum eine Therapie hilft, lässt sich zum einen an der bereits erwähnten **LOGI-Kost** festmachen, in der vor allem komplexe Kohlenhydrate aus Gemüse und Vollkornprodukten konsumiert werden und die glykämische Last minimiert wird. Beachtet wird die Anzahl der Gesamtkalorien. Hierbei werden die Werte für eine erwachsene Frau und einen erwachsenen Mann unterschieden.

	Frauen	**Männer**
Kalorien gesamt	2.200 kcal	2.500 kcal
40-50 % Fett	880 bis 1.100 kcal	1.000 bis 1.250 kcal
sind in Gramm	100 bis 120 g Fett	110 bis 140 g Fett

Bevorzugen Sie ganz besonders gute Fette wie Avocado, Nüsse, Samen, Kokosöl und Olivenöl. Meiden Sie dagegen das starke Erhitzen von Ölen in der Pfanne, da eine Verbrennung das Öl zerstört und ungesund macht.

	Frauen	Männer
20-30 % Protein	440 bis 660 kcal	500 bis 750 kcal
sind in Gramm	110 bis 165 g Protein	125 bis 187,5 g Protein

Die empfohlene Tagesmenge ist oft schnell erreicht, versuchen Sie dennoch, diese nicht zu überschreiten, und greifen Sie lieber zu mehr Gemüse. Gute Proteinlieferanten sind Linsen, Tofu, Zuckerschoten, Kichererbsen, Bohnen und an Fleisch Hähnchen- und Putenbrust, Rindersteak und Schweineschnitzel. Bei Fisch sind es Thunfisch, Forelle, Makrele, Hering und Lachs.

	Frauen	Männer
20-30 % Kohlenhydrate	440 bis 660 kcal	500 bis 750 kcal
sind in Gramm	110 bis 165 g Kohlenhydrate	125 bis 187,5 g Kohlenhydrate

Greifen Sie zu einer Vielzahl an Gemüse und nicht zu oft zu Vollkornprodukten, da diese sehr schnell die empfohlene Tageszufuhr überschreiten. Beispiele sind:

- gegarter Brokkoli (150 g entsprechen 3 g Kohlenhydraten)
- gegartes Sauerkraut (150 g entsprechen 1,5 g Kohlenhydraten)
- gekochte Spaghetti (200 g entsprechen 64 g Kohlenhydraten)
- gedünstete Champignons (250 g entsprechen 2,5 g Kohlenhydraten)
- frischer Kohlrabi (150 g entsprechen 4,5 g Kohlenhydraten)
- frische Karotten (150 g entsprechen 6 g Kohlenhydraten)
- gedünsteter Lauch (150 g entsprechen 4,5 g Kohlenhydraten)
- Vollkornbrot (1 ½ Scheiben entsprechen 30 g Kohlenhydraten)
- frischer Apfel (125 g entsprechen 12 g Kohlenhydraten)
- Vollkornmehl (20 g entsprechen 13 g Kohlenhydraten)
- Erdbeeren (125 g entsprechen 7,5 g Kohlenhydraten)

In der Praxis wird sich die Umstellung sehr bald bemerkbar machen. Sie werden sich vital, kräftig und gesund fühlen, denn diese Form der Ernährung hat einen positiven Einfluss auf Ihre Mitochondrien. Eine zu hohe Aufnahme an einfachen Kohlenhydraten und damit einhergehend eine zu große Menge an Glukose kann die Einschleusung dieser über das Pyruvat und das Acetyl-CoA blockieren und dadurch die Mitochondrien schädigen.

Fette hingegen umgehen das Pyruvat und gelangen direkt über das Acetyl-CoA in den Citratzyklus. Hierauf beruht die LOGI-Kost.

Weniger im Fokus der Forschung sind die **Nukleotide**. Doch bei genauerer Betrachtung des Mechanismus sind Nukleotide die Basis, damit im Körper alles funktioniert. Ohne Nukleotide gibt es keine Funktion der Mitochondrien. Sie sind die Grundelemente, die ein Energieprozess benötigt, und die Bausteine der DNA und der RNA, also unserer Erbinformationen.

Im Kapitel **Pflanzenpower** wurden diese ATP-Träger bereits erwähnt. Sie stehen noch vor den Proteinen und den Aminosäuren in der Rangliste für den menschlichen Körper und eine gesunde Funktionsweise. Es ist nunmehr essentiell, dem Körper das Baumaterial zur Verfügung zu stellen, um die Mitochondrien wieder zu regenerieren.

In der Forschung wurde eine Untersuchung von Dr. Peter Köppel, Virologe, Immunologe und Biochemiker, an Hochleistungssporttieren durchgeführt, in der es fünf verschiedene Stufen gab, um die Adaption, also die Anpassung des Organismus auf bestimmte Bedingungen, festzustellen. Mithilfe einer Maske wurde im ersten Schritt gemessen, wie viel Sauerstoff eingeatmet und wie viel Sauerstoff ausgeatmet wurde. Im zweiten Schritt erfolgte ein leichtes Training. Der dritte und vierte Schritt waren ein aerobes und anaerobes Training und im fünften Schritt wurde das Training wieder minimiert.

Exkurs:

Aerobes und anaerobes Training

Während eines aeroben (sauerstoffreichen) Trainings liegt der Fokus vor allem auf dem kardiovaskulären Bereich. Joggen und Radfahren zählen hier beispielsweise zu den Trainingsarten.

Im anaeroben (sauerstoffarmen) Training werden kurze und intensive Einheiten praktiziert, ähnlich wie ein HIIt-Workout (Hochintensives Intervalltraining).

Wenn Sie beim Joggen kurze Sprints einlegen, trainieren Sie damit sowohl im aeroben als auch im anaeroben Bereich.

Die Ergebnisse der Untersuchung zeigten an, dass die Sauerstoffaufnahme und gleichzeitig die Kohlenstoffdioxidabgabe besonders während des aeroben und anaeroben Trainings signifikant anstiegen, dabei aber weniger Laktat und Stresshormone aufzufinden waren, welche die Parameter sind, die darauf hinweisen, dass die Mitochondrien nicht optimal funktionieren. Auch die Herzfrequenz blieb niedrig, was sich ganz besonders positiv auf die Stickstoffmonoxidproduktion auswirkte. Diese erhöht die Elastizität der Venen und senkt den Blutdruck.

Ohne Sauerstoff kann im Körper keine Verbrennung stattfinden, daher ist dieses von bedeutender Wichtigkeit. Sauerstoff wird von den roten Blutkörperchen transportiert, indem es sich an das Hämoglobin bindet. Bei diesem Test nahmen sowohl die roten Blutkörperchen als auch das Hämoglobin zu, was dazu führte, dass der Sauerstoff besser gebunden und zu den Zellen gebracht werden konnte.

Was uns diese Studie zeigt:
Der Mensch ist also in der Lage, den Stoffwechsel sehr viel länger in der normalen Glukose innezuhalten, bevor der Wechsel in den anaeroben Bereich stattfindet.

Tipp für den Alltag:
Die Nasenatmung
Mit dem Einatmen durch die Nase nehmen wir 10 % mehr Sauerstoff auf und allgemein ist eine Atmung durch die Nase gesünder als durch den Mund, denn diese filtert die eingeatmete Luft durch die Härchen, während die Luft durch den Mund ungefiltert in den tieferen Bereichen der Lunge ankommt und so beispielsweise für Infektionen sorgen kann.

Was bedeuten diese Ergebnisse für den Alltag?
Der Körper stellt die Nukleotide zwar auch selbst her, doch gerade bei der Mitochondriopathie ist es wichtig, diese vermehrt zu sich zu nehmen.

Über die Ernährung kann der Bedarf an Nukleotiden leider nicht gänzlich gedeckt werden, vor allem bei einer pflanzlichen Ernährung, denn die Anzahl an Nukleotiden hängt von der Zellaktivität ab, welche bei Tieren selbstverständlich höher ist als bei Pflanzen. Daher sind die besten Lieferanten tierische Innereien, wie Leber.

Zu den pflanzlichen Lieferanten gehören der Brokkoli und der Blumenkohl, aber auch in Pilzen und Hefeextrakten sind Nukleotide zu finden.

Die höchste Konzentration hat jedoch die Muttermilch, denn diese ist für das Neugeborene und die Entwicklung essentiell. Da ein Erwachsener nun keine Muttermilch mehr konsumiert, ist eine Zufuhr über bestimmte Nahrungsergänzungsmittel, mit ausreichenden Mengen an Nukleotiden, die beste Variante. Ein hochwertiges Präparat enthält zudem noch weitere wichtige Nährstoffe, wie beispielsweise die B-Vitamine, sodass meist keine weitere große Menge an anderen Mitteln eingenommen werden muss.

Aus der Praxis werden immer wieder Erfolge erzielt, die mit einer Zufuhr an Nährstoffen und einer Ernährungsumstellung einhergehen. Eine regelmäßige moderate Bewegung und körperliche Aktivität runden diese beiden Säulen ab. Wird zudem noch eine tägliche bewusste Auszeit eingebaut, in der die Entspannung voll im Fokus steht, reduziert sich Stress und der Körper muss nicht zusätzlich mit einem Fluss an Cortisol, dem Stresshormon, zurechtkommen.

Die Mitochondrien der Patienten, die sich an diese Pfeiler hielten, konnten sich schon nach kurzer Zeit wieder stärken und regenerieren. Das positive Resultat zeigte sich in einem erheblich verbesserten gesundheitlichen Zustand, bis hin zu einer vollständigen Genesung.

In den beiden weiteren Kapiteln erfahren Sie, welche Eigentherapien ganz einfach selbst praktiziert werden können, und zudem bekommen Sie ein 4-Wochen-Transformationsprogramm an die Hand, sodass auch Sie sich die Chance geben können, ein gesundes, vitales und fröhliches Leben zu führen.

Medizinische Dimensionen und Behandlungen mit der Mitochondrientherapie

Bei der Behandlung und Regeneration der Mitochondrien gibt es verschiedene Ansätze, denen nachgegangen werden sollte, denn mehrfach wurde bereits erwähnt, dass es von großer Bedeutung ist, Ursachen herauszufinden und genau dort mit der Therapie und Maßnahme zu beginnen. Nicht nur die Ernährung spielt eine große Rolle, sondern viele weitere Schritte, die eine Genesung von Volkskrankheiten begünstigen und helfen, das allgemeine Wohlbefinden und die Lebensenergie wiederzuerlangen.

Da in diesem Kapitel häufig von Kohlenstoffmonoxid und nitrosativem Stress die Rede ist, werden diese Begriffe zunächst näher erklärt.

Stickstoffmonoxid ist ein Gas, welches alle Organe produzieren. Es lässt Darm, Bronchien und Arterien nach dem Kontrahieren wieder entspannen. Außerdem sorgt es für die Gerinnung des Blutes und vernichtet Bakterien, Pilze und Viren. So wichtig und gut es auch ist, so sehr kann eine zu hohe Konzentration im Körper Schaden anrichten. Die Mitochondrien benötigen, wie bereits erwähnt, bei ihrer Arbeit Enzyme. Spurenelemente wie Eisen, Mangan, Selen, Kobalt, Kupfer und Molybdän werden wiederum von den Enzymen benötigt. Da Stickstoffmonoxid sehr schnell mit diesen Spurenelementen reagiert, werden die Enzyme dadurch gehemmt und die Mitochondrien erheblich geschädigt. Weder die Atmungskette noch die Energiegewinnung kann funktionieren. Es resultiert eine Erschöpfung, ein hoher Bedarf an Schlaf ohne Erholung und viele weitere Symptome. Das verursacht im Körper nitrosativen Stress. Ursachen gibt es folgende:

- Insektizide
- Gifte, wie Lösemittel und Gewerbegifte
- Rauschgifte
- Schwermetalle
- Sauerstoffmangel
- Infektionen
- Impfungen
- chronischer Stress
- Genickinstabilitäten
- Parodontose
- Paracetamol
- Alkohol und Rauchen

- chronisch obstruktive Bronchitis
- enorme physische Belastungen
- zuckerreiche Kost
- kohlenhydratreiche Kost
- vitaminarme Ernährung
- spurenelementarme Ernährung
- Medikamente, wie Antidepressiva und ASS
- Desensibilisierungen
- Antibiotika

Wie Sie Ihren Körper von nitrosativem Stress befreien können, erfahren Sie in den nachfolgenden Unterkapiteln.

SCHWERMETALLENTGIFTUNG

Schwermetalle gab es auf der Erde schon immer, denn unser Erdkern besteht aus Eisen und Nickel. Die Erdkruste setzt sich unter anderem zusammen aus Eisen und Aluminium und bei jedem Ausbruch eines Vulkans gelangen Quecksilber und Arsen in unsere Umwelt. Diese ganz natürlich vorkommenden Metalle werden allerdings massiv verstärkt von Schwermetallen aus der Industrie, den Autoabgasen und der Hauptquelle, dem Verbrennen von Brennstoffen. Obwohl Arsen, Blei, Quecksilber und Cadmium stark zurückgingen, sind im Gegenzug Zink, Blei und Kupfer durch den aufkommenden Straßenverkehr, wegen Abrieb der Reifen und Bremsen, stark gestiegen. Durch die Belastungen in der Luft und in unseren Lebensmitteln ist es für uns Menschen so gut wie unmöglich, diese Schadstoffe nicht im Körper aufzunehmen. Sobald der Organismus mit Schwermetallen belastet ist, verteilen sich diese durch das Blut in Organen und Knochen, während sich Blei und Quecksilber in den Nervensystemen ansiedeln. Niere und Leber vollziehen ihr Bestes, um die giftigen Metalle loszuwerden, da dies jedoch Wochen andauern kann, setzen sich währenddessen immer weiter Metalle im Körper ab, bis der Körper nicht mehr damit fertig werden kann. Es kann zu akuten und auch chronischen Vergiftungen kommen. Bemerkbar macht sich das wie folgt:

- Hautprobleme und Ekzeme
- Durchfall und Erbrechen
- Bauchschmerzen
- Kopfweh
- Gliederschmerzen
- Erschöpfung und andauernde Müdigkeit
- Schlafstörungen

Als Folge ergeben sich hieraus Probleme wie Blutarmut, Beeinträchtigungen in Leber, Niere und Lunge sowie Nervenschäden. Es gibt allerdings einige Maßnahmen, die unseren Körper bei der Ausleitung unterstützen können. Bereits in Kapitel **4.4. Dimensionen von Mitochondrientherapie** wurde erwähnt, dass mithilfe der Chelat-Therapie, der Mineralerde Bentonit und einigen anderen Lebensmitteln die Schwermetalle aus dem Körper ausgeschieden werden können.

Eine weitere gute Möglichkeit bietet die **Chlorella-Alge**. Es handelt sich um eine grüne Süßwasseralge mit einem beachtlichen Anteil an Chlorophyll, was wiederum unserem Blut und damit unserer Vitalität zugutekommt. Durch die Einnahme dieser Mikroalge werden Giftstoffe gebunden und mit dem Stuhl ausgeschieden. Empfohlen wird eine Zufuhr als Pulver, Kapsel oder Pressling mit 3 bis 4 g täglich für Erwachsene.

Geht es vor allem darum, Aluminium auszuleiten, so lässt sich dies besonders mit **Silizium** erreichen. Auch wenn Aluminium nicht zu den Schwermetallen gehört, so gelangt meist beides gemeinsam in den Körper. Silizium kann überdies nicht nur ausleiten, sondern eine erneute Einlagerung von Aluminium blockieren. Eine tägliche Dosis für Erwachsene sollte etwa 75 mg betragen.

Schwermetalle lassen sich auch mit dem Antioxidans **Glutathion** loswerden. Zwar wird Glutathion vom Körper selbst hergestellt, mit dem Alter kann die Menge der Produktion allerdings abschwächen und zudem reicht diese bei einer erhöhten Belastung nicht aus. Mit täglich 100 mg zugeführtem Glutathion kann der Körper eine große Unterstützung erfahren, da jegliche Schwermetalle und Giftstoffe gebunden und mit dem Urin aus dem Körper ausgeschieden werden.

Voraussetzung einer guten Ausleitung ist die einwandfreie Funktion der entsprechenden Organe, wie Leber, Niere, Darm und Lunge.

Mit folgenden Lebensmitteln lässt sich diese fördern:

- Alfalfa-Gras als Power-Grün, da das Immunsystem gestärkt wird, das Blut gereinigt, die Verdauung angekurbelt und der Körper entgiftet wird.
- Ackerschachtelhalm als Lieferant für Kieselsäure. Es wirkt harntreibend und stärkt das Bindegewebe.
- Artischocke zum Schutz der Leber und weiterhin zur Entwässerung und Anregung der Galle.
- Das Frühlingskraut Bärlauch ist eine natürliche Chelat-Therapie, da enthaltene Sulfidverbindungen im Körper zu sogenannten Chelatoren werden, welche die Schwermetalle an sich binden und ausschwemmen.
- Die Braunalge Blasentang kurbelt den Stoffwechsel an, welcher wiederum die Schwermetallausleitung unterstützt.
- Brennnessel ist harntreibend und blutreinigend. Sie entsäuert das Bindegewebe und regt Leber und Galle an.
- Brunnenkresse steigert die Funktion aller Ausleitungsorgane.
- Cayenne-Pfeffer ist prima für den Stoffwechsel und die Durchblutung, dank des enthaltenen Capsaicin, dem der Cayenne-Pfeffer seine Schärfe verdankt.
- Ingwer hat ebenfalls, dank seiner Scharfstoffe, einen positiven Einfluss auf den Stoffwechsel, weiterhin aber auch auf den gesamten Kreislauf.
- Rhabarber fördert die Dickdarmsekretion und hat daher eine leicht abführende Wirkung.
- Der Süßholzwurzel wird nicht nur eine leicht abführende Wirkung nachgesagt, sie ist auch entzündungshemmend und reizlindernd.

Tipps zur Reduzierung von Alltagsbelastungen:
Waschen Sie Ihr Obst und Gemüse vor dem Verzehr gründlich ab.

Vermeiden Sie eine zu große Menge an Waldpilzen und greifen Sie stattdessen lieber zu Champignons. Diese werden gezüchtet und enthalten weniger Belastungen.

Reis gründlich vor dem Kochen waschen, da dieser oftmals viel Arsen enthält.

Vorsicht bei einem hohen Verzehr von Wildfleisch, wenn dieses mit Munition aus Blei geschossen wurde.

Leinsamen besser fein aufgebrochen essen, da geschrotet das häufig enthaltene Cadmium leichter im Körper aufgenommen wird.

PSYCHOHYGIENE

Ist es nicht verwunderlich, dass wir viel daran setzen, uns im Außen wohlzufühlen? Wir räumen unsere Wohnung auf, wir misten alle Räume einmal gründlich aus, es wird Staub gewischt und die Fenster werden geputzt. Bei all diesen täglichen Dingen vergessen wir dabei jedoch eins: das Aufräumen und Ausmisten im Inneren. Hier setzt das Gesetz der Resonanz an.

Das Gesetz der Resonanz besagt: „Wie im Innen, so im Außen." Was uns im Außen in unserem Leben widerfährt, hat seinen Ursprung in Wahrheit in unserem Inneren. Wir merken dies, indem wir immer wieder mit Menschen oder Situationen konfrontiert werden, die uns genau das spiegeln, womit wir innerlich im Konflikt sind. Haben wir beispielsweise Angst vor Streit und Auseinandersetzungen, treten Situationen in unser Leben, die uns in dieser Angst immer weiter bestärken. So verhält es sich mit Glaubenssätzen und Dingen, die wir als wahr empfinden, sei es, dass wir nicht verdient haben, glücklich und gesund zu sein, oder dass wir überzeugt sind, nicht gut genug zu sein. Unsere Ängste, Konflikte und Verletzungen anzuschauen, sie anzunehmen und letztendlich zu heilen, erfordert zwar oft Mut, doch hinter jeder Angst versteckt sich immer das größte Geschenk.

Beispiel:
Als Kind wurde Person A einmal der Satz gesagt „Das ist so nicht richtig" oder „Du kannst das nicht". Dies kann von den Eltern, den Geschwistern, den Freunden oder von einem Lehrer kommen. Kinder nehmen solche Sätze leider schnell auf und platzieren sie, wenn auch ungewollt, in ihr Inneres. Mit der Zeit sind diese Menschen immer mehr darauf bedacht, alles richtig zu machen, und erzeugen dadurch inneren Druck und Perfektionismus. Meist wird der Auslöser jedoch verdrängt und im Erwachsenenalter kann man sich kaum mehr daran erinnern, woher dieser Glaubenssatz „Ich bin nicht gut genug, so wie ich bin" kommt. Diese niedrige Schwingung wird nun unbewusst nach außen gesendet und Personen sowie Situationen mit derselben Schwingung werden dadurch angezogen. In der eigenen Wahrheit, welche Person A über sich hat, wird sie nun bestätigt, indem es zu Situationen kommt, die ihr genau das Gefühl geben, nicht gut genug zu sein. Wird dieser Glaubenssatz erkannt und transformiert in „Ich bin genau richtig, wie ich bin", können nun Menschen ins Leben treten, die dies bestätigen.

Bei der Psychohygiene geht es also darum, sich von Belastungen zu trennen und freizumachen sowie das Eigenverhalten zu reflektieren und gegebenenfalls zu ändern. Die Psyche und die Seele werden endlich aufgeräumt und es wird wieder Ordnung ins Innere gebracht. Wichtig ist eine täglich etablierte Routine, da in der heutigen Zeit der Fluss an negativen Nachrichten und neuen Problemen das allgemeine Wohlbefinden stark beeinflusst und prägt. Die mentale Gesundheit zu schützen, sollte immer oberste Priorität haben.

Da Depressionen meist Begleitsymptome der Mitochondriopathie sind, ist das Gehirn zusätzlich in permanenter Alarmbereitschaft, welche sich auf den gesamten Körper auswirkt. Eine Rolle spielen dabei das Serotonin und das daraus gebildete Melatonin. Um Serotonin zu bilden, sind Magnesium und Vitamin B6 erforderlich. Damit aus dem Serotonin das Melatonin gebildet werden kann, sind Acetyl-CoA, Alpha-Liponsäure, Vitamin B6 und B12 sowie Folsäure wichtig. Fehlt einer dieser Co-Faktoren, kann es zu psychischen Problemen und Schlafproblemen kommen. Ein zu hoher Gehalt an Stickstoffmonoxid hemmt weiterhin die Bildung von Schilddrüsen- und Stresshormonen, ein Durcheinander des gesamten Hormonhaushalts ist die Folge. Zwar können Antidepressiva verschrieben werden und es kann eine Besserung des Befindens mit diesen erzielt werden, die Ursache jedoch bleibt davon unbeeinflusst. Nachfolgend werden einige hilfreiche Methoden vorgestellt, die helfen, die Seele aufzuräumen und die hergestellte innere Balance aufrechtzuerhalten.

Meditation

Das bereits vorgestellte Tool ist ein wahrer Vollbringer von Wundern. Die unterschiedlichen Arten der Meditationen bringen ihren ganz individuellen Erfolg. So lassen sich durch Meditieren das Selbstbewusstsein und die Selbstliebe stärken, doch auch Ängste und Emotionen können aufgelöst oder gleich am Morgen kann der Weg für einen positiven Start in den Tag geebnet werden. Nachfolgend sogleich drei Praxisbeispiele.

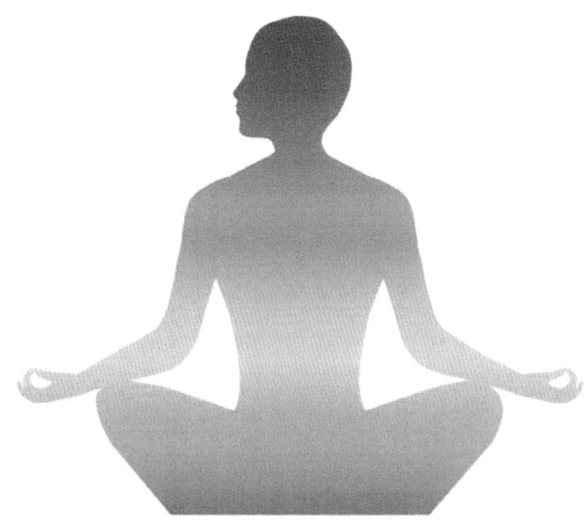

Körperwahrnehmung & Selbstliebe: Meditation für mehr Selbstliebe

„Hallo und herzlich willkommen. Schön, dass du da bist! In dieser Meditation geht es darum, für dich und deinen Körper zu sorgen. Denn deine Gesundheit ist überaus wichtig und bildet die Grundlage für alles Weitere in deinem Leben. Nutze daher diese Meditation als Gelegenheit für dich, um zu schauen, wie du momentan mit dir und deinem Körper umgehst und wie du für dich sorgst. Du kannst in dich, in deinen Körper, hineinspüren und fühlen, was du wirklich brauchst und wo du vielleicht noch besser für dich sorgen kannst. Ich wünsche dir nun ganz viel Freude und neue Erkenntnisse mit dieser Meditation.

Suche dir für die Meditation einen ruhigen Ort, an dem du für die nächsten zehn bis fünfzehn Minuten ganz ungestört für dich sein kannst. Begebe dich in eine angenehme Sitzposition, zum Beispiel auf einem Stuhl oder in einen Schneidersitz auf deiner Yogamatte. Und wenn du eine angenehme Sitzposition gefunden hast, dann lade ich dich dazu ein, deine Augen zu schließen und bei dir anzukommen. Hier, in diesem Moment.

Nimm die Unterlage unter dir wahr. Spüre ganz deutlich, wo du bist, in diesem Raum, in diesem Moment. Nimm nun ein paar tiefe Atemzüge. Atme tief und genüsslich durch deine Nase ein und durch deinen leicht geöffneten Mund wieder aus. Deine Atmung fließt in einem sanften Rhythmus, so, wie es sich für dich gut anfühlt. Spüre, wie du mit dem langsamen Ein- und Ausatmen immer mehr entspannst, immer mehr ankommst, immer mehr bei dir sein darfst. Und spüre auch, wie du mit jedem Atemzug deinen Körper mit dem wertvollen und frischen Sauerstoff versorgst. Er gibt dir die Energie, dich und jede einzelne Zelle deines Körpers zu regenerieren. Indem du unzählige Male am Tag ein- und ausatmest, den frischen Sauerstoff ein-, die verbrauchte Luft ausatmest, unterstützt du deinen Körper, Kraft zu tanken. Dein ganzer Körper kann so wunderbar arbeiten.

Ich möchte dich einladen, dir jetzt einmal folgende Fragen zu stellen:

„Sorge ich gut für mich und meinen Körper?"

„Versorge ich meinen Körper mit all dem, was er benötigt?"

„Trinke ich genug Wasser?"

„Versorge ich meinen Körper mit gesunden, frischen Lebensmitteln, die ihm guttun und mich gesund sein lassen?"

„Sorge ich für ausreichend Bewegung?"

„Sorge ich für ausreichend Entspannung und für genug Schlaf?"

„Umgebe ich mich mit Leuten, die mir guttun, mir Energie schenken?"

„Habe ich genug Auszeiten und Momente, um einmal nur mir Gutes zu tun?"

Gehe all diese Dinge in deinem Kopf durch und überlege, wie es im Moment und in letzter Zeit bei dir war. Sei ganz ehrlich zu dir selbst. Es ist vollkommen ok, wenn du merkst, dass nicht alle Dinge so zutreffen. Dafür bist du ja hier. Jetzt, in diesem Moment. Und gerade jetzt schenkst du dir und deinem Körper einen Moment der Ruhe, der Achtsamkeit. Eine Auszeit, um einmal nur dir Gutes zu tun.

Und nun überlege einmal, was du vielleicht verbessern möchtest? Was möchtest du verändern? Frage dich: „Wie kann ich noch besser für mich sorgen?", „Wie kann ich mich noch besser fühlen?" Dein Körper ist dieses Wunderwerk, in dem all deine Organe, all deine Körperteile, all deine Gedanken und Gefühle zusammenarbeiten – für dich und mit dir zusammen. Wie kannst du ihn dabei unterstützen? Wie kannst du mit ihm umgehen, damit es ihm und dir noch besser geht? All das, was du gern tust, all das, was du noch gerne erreichen möchtest – die Voraussetzung dafür ist dein Körper. Und zwar dein gesunder Körper. Darum fasse nun in dir folgenden Entschluss:

- **„Ich sorge von jetzt an gut für mich.**
- **Ich schaue, dass ich genug schlafe; dass ich nährstoffreiche Lebensmittel zu mir nehme;**
- **dass ich genug trinke;**
- **dass ich mir Zeit für mich nehme;**
- **dass ich Spaß habe;**
- **dass ich auf meinen Körper höre;**
- **dass ich mich mit Menschen umgebe, dir mir guttun und**
- **dass ich in mich hineinfühle, was ich benötige."**

Fasse diesen Entschluss und spüre, wie gut es sich anfühlt, für dich sorgen zu wollen; dir und deinem Körper mit Achtsamkeit und Liebe zu begegnen. Denn du bist der Mensch, der dich bis zum Ende deines Lebens begleiten wird. Deshalb sage dir:

„Ich sorge gut für mich. Für meinen Körper. Für meinen Geist. Für meine Seele."

Lasse diesen Entschluss einen Teil von dir werden. Beachte, wie sich dieser Entschluss auf dein Leben auswirkt. Gehe dafür einmal den heutigen Tag, die nächsten Tage und Wochen in Gedanken durch. Schaue, was sich durch diesen Entschluss ändern darf.

- **Was möchtest du in dein Leben integrieren?**
- **Von welchen Dingen möchtest du dich verabschieden?**
- **Was möchtest du ändern?**

Vielleicht sind es nur einige Kleinigkeiten, vielleicht aber auch ein paar mehr oder etwas Größeres. All das ist gut, wenn es sich für dich richtig anfühlt. Vielleicht fallen dir auch nachher, morgen oder nächste Woche noch mehr Dinge auf, die du ändern möchtest. Gib dir Zeit für diese Veränderungen. Du darfst dabei stets liebevoll zu dir selbst sein. Es ist ein großer Schritt, so bewusst und achtsam für sich selbst zu sorgen.

Atme nun einige Male tief ein und langsam wieder aus und lasse so diesen Entschluss tief in deinen Körper und dein Bewusstsein einsinken. Wenn du magst, darfst du dir ein Lächeln schenken und dein Gesicht erstrahlen lassen. Kannst du spüren, wie gut sich das anfühlt?

Atme noch einmal tief ein und aus. Spüre in deinen Körper. Lege beide Hände auf dein Herz und bedanke dich bei dir, dass du dir die Zeit genommen hast, um diesen Entschluss für dich zu fassen und ihn in dir zu verankern. Es ist mutig, sich diese Fragen zu stellen und sie ehrlich zu beantworten, und es ist noch mutiger, entsprechende Änderungen daraus abzuleiten und sie aktiv in die Tat umzusetzen.

Und wenn du so weit bist, öffne sacht deine Augen und komme im jetzigen Moment an. Bleibe noch so lange in dieser Position, wie es sich für dich gut anfühlt. Bewege und strecke deinen Körper so, wie es sich für dich gut anfühlt. Und atme so, wie es sich für dich gut anfühlt. Ich wünsche dir einen tollen und energiereichen Tag und noch mehr Mut und Beständigkeit für die Änderungen, die du in dein Leben integrieren möchtest. Bis zum nächsten Mal!"

Grübeleien loslassen: Meditation zum Loslassen

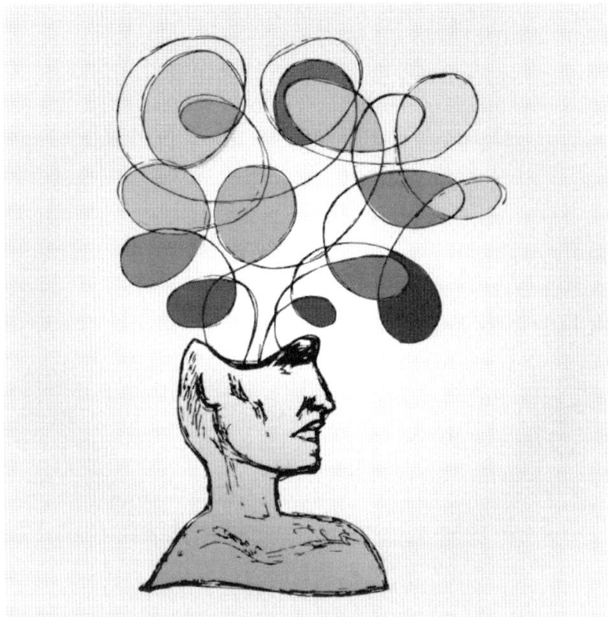

„Hallo und herzlich willkommen. Schön, dass du da bist! Heute möchte ich dir zeigen, wie du Grübeleien und Sorgen bewusst loslassen kannst. Suche dir für die Übung einen ruhigen Ort, an dem du für die nächsten zehn Minuten ganz ungestört für dich sein kannst. Vielleicht kennst du die Gedankenschleifen, die dich oft für ein paar Stunden oder manchmal sogar für einige Tage begleiten? Gedanken, die dich nicht loslassen wollen, dich immer ablenken und nicht zur Ruhe kommen lassen. Natürlich sind all unsere Gedanken und Emotionen wertvoll und sie haben es verdient, ihren Raum zu bekommen. Und auch hinter Ängsten können sich wichtige Botschaften verbergen. All diese Dinge wollen wahrgenommen und verstanden werden. Sich mit seinen Gedanken, Emotionen und Ängsten auseinanderzusetzen, ist sehr wichtig für die Gesundheit und die emotionale Stabilität. Doch dazu gehört es auch, dass wir selbst darüber bestimmen, wann wir uns mit welchem Thema und mit welchen Gedanken beschäftigen. Diese Themen und Gedanken dürfen nicht uns bestimmen. Daher lernen wir heute, dieses Gedankenkarussell bewusst zu verlassen. Diese Übung zeigt dir, wie du da herausfinden kannst. Sie ist für einen aktuellen Moment ausgerichtet. Du kannst sie also immer anwenden, wenn du leichte Angst oder Unsicherheit verspürst oder dich in einem Hamsterrad aus Gedanken gefangen fühlst.

Setze dich zunächst auf einen Stuhl. Beide Füße stehen dabei sicher auf dem Boden. Du atmest tief durch die Nase ein und mit der Ausatmung entspannst du deine Muskulatur. Atme also tief ein und mit der Ausatmung lässt du die Anspannung in dir gehen. Und noch einmal. Tief einatmen und langsam ausatmen. Und dann sieh dich da, wo du gerade bist, einmal um. Denn in dieser Übung konzentrieren wir uns bewusst auf unsere Sinne, um aus dem Hamsterrad hinauszugelangen. Suche dir nun fünf Dinge in deiner Umgebung, die du sehen kannst. Das kann ein Tisch sein, die Uhr oder die Zimmerpflanze. Benenne diese fünf Dinge, die du sehen kannst.

Konzentriere dich danach auf vier Dinge, die du gerade fühlst. Das kann die Hose auf deiner Haut sein, der Untergrund unter den Füßen oder der Stuhl, auf dem du sitzt. Benenne nun also vier Dinge, die du gerade fühlen kannst.

Jetzt geht es ums Hören. Benenne drei Dinge, die du hören kannst, drei Geräusche, die du wahrnimmst. Vielleicht rauscht die Heizung im Hintergrund, du hörst draußen das Vogelgezwitscher oder Autos vorbeifahren. Was kannst du hören? Benenne nun diese drei Dinge.

Nun wird es etwas schwieriger. Versuche, zwei Sachen zu riechen. Gibt es zwei Gerüche oder Aromen, die du wahrnehmen kannst? Du kannst auch gerne an etwas schnuppern. Vielleicht riecht dein Oberteil nach Waschmittel oder deine Hände riechen nach Seife. Vielleicht nimmst du auch einen Geruch von Essen wahr. Benenne also nun zwei Dinge, die du riechen kannst.

Als Letztes bitte ich dich, einmal ganz bewusst den Geschmack in deinem Mund wahrzunehmen. Konzentriere dich darauf. Wahrscheinlich ist der Geschmack schon seit längerer Zeit da, aber du nimmst ihn jetzt erst so richtig wahr. Vielleicht ist es noch ein Geschmack von Zahnpasta oder deines letzten Essens. Vielleicht ist es auch eher ein neutraler Geschmack, der sich gar nicht zuordnen lässt. Das ist auch vollkommen in Ordnung. Beschreibe nun den Geschmack in deinem Mund so genau wie möglich.

Beende die Übung, indem du dich reckst und streckst. Bedanke dich bei dir, dass du dir bewusst die Zeit genommen hast, um dich besser zu fühlen. Wenn es dir dein Kreislauf ermöglicht, dann stehe danach sofort auf. Bleibe nicht sitzen. Beschäftige dich. Vielleicht räumst du die Spülmaschine aus, du möchtest dir einen Tee machen oder du gehst mit einem Freund oder einer Freundin spazieren. Gehe direkt in eine Aktion über. Mache etwas, wobei du dich bewegst und was dir Spaß macht.

Danke, dass du dabei warst. Ich wünsche dir einen tollen und fröhlichen Tag!“

Entspannt in den Tag starten: Guten-Morgen-Meditation

„Hallo und herzlich willkommen. Schön, dass du da bist! Ich wünsche dir einen wunderschönen guten Morgen. Heute habe ich für dich eine Meditation, mit der du positiv in den Tag starten kannst. Suche dir dafür einen gemütlichen Platz, an dem du für die nächsten zehn bis fünfzehn Minuten ganz ungestört sein kannst. Begebe dich in eine angenehme Sitzposition, zum Beispiel auf einem Stuhl oder in einen Schneidersitz auf deiner Yogamatte. Und wenn du für dich eine Position gefunden hast, dann lade ich dich dazu ein, deine Augen zu schließen und bei dir anzukommen. Atme dafür tief durch die Nase ein und lasse die Luft durch deinen leicht geöffneten Mund wieder hinausströmen. Und noch einmal tief durch die Nase ein- und durch den Mund ausatmen. Nimm noch einen letzten bewussten Atemzug und lasse deine Atmung dann zu ihrem natürlichen Rhythmus zurückkehren.

Und nun strecke deine Arme einmal ganz langsam nach vorne. Atme dabei ein und wieder aus und fühle, wie dein Körper dabei lockerer und weicher wird. Entspanne dich und lasse dich tief in deinen Untergrund sinken, sodass du dich vollkommen geerdet und geborgen fühlst.

Scanne nun deinen Körper von oben bis unten. Fühle, ob vielleicht irgendwo eine Anspannung sitzt. Atme in diese Stelle hinein und lasse die Anspannung mit der Ausatmung los. Atme noch einmal tief ein und lasse auch den Rest der Anspannung mit der Ausatmung gehen. Mache dies nun für alle Stellen in deinem Körper, in denen du eine Anspannung verspürst.

Lausche für die nächsten zehn bis fünfzehn Atemzüge der Musik. Spüre, wie du beim Einatmen neue positive Lebensenergie aufnimmst und bei jedem Ausatmen alle Anspannung und jeden Gedanken loslässt. Wenn deine Gedanken abschweifen, lenke sie ganz sanft auf deinen Atem zurück, denn du bist der Schöpfer deiner Gedanken und deine Gedanken kreieren deinen heutigen Tag.

Ich lade dich jetzt dazu ein, die folgenden Affirmationen anzuhören und im Stillen für dich zu wiederholen.

Heute wird ein wunderbarer Tag,
den ich mit Ruhe und Gelassenheit erlebe.

Ich freue mich auf all die Wunder,
denen ich heute begegnen werde.

Ich ziehe nur positive Umstände in mein Leben.

Ich bin dankbar für mein Leben und für diesen neuen Tag.

Ich vertraue meiner Intuition.

Ich öffne mein Herz und lasse Glück und Freude hineinströmen.

Alles passiert für mich.

Ich bin stark und gesund.

Ich bin genug.

Ich habe grenzenloses Potenzial.

Das Leben gibt mir immer das, was ich zum Wachsen brauche.

Ich mache diesen Tag zu einem wunderbaren Tag.

Ich begegne mir und allen anderen Menschen mit Mitgefühl
und mit einem Lächeln.

Ich habe es verdient, glücklich und erfüllt zu sein.

Atme tief ein und lasse so die Energie dieser Worte in deinen Körper und deinen Geist fließen. Sauge die Energie in dir auf.

Und stelle dir nun vor, wie ein warmer Wasserfall aus Licht durch deinen Körper strömt. Durch dich hindurch. Durch deinen ganzen Körper. Das warme Licht fließt durch deine Arme in deine Hände bis zu den Fingerspitzen, durch deine Brust und dein Herz, in deinen Bauch, durch deine Beine bis zu den Zehen. Spüre, wie das Licht dir beim Durchströmen Energie schenkt und jede Zelle deines Körpers mit Licht umhüllt wird, von deinen Fußspitzen bis zu deinem Haaransatz. Lasse diesen kraftvollen Energiestrom durch deinen Körper hin und her fließen. Das warme Licht begleitet dich an deinem heutigen Tag.

Heute wird ein wunderbarer Tag. Du bist so richtig, wie du bist. Du bist genug. Daran wird dich das Licht immer wieder erinnern. Du darfst dir und dem Leben vertrauen. Nun spüre, wie dieses warme, wunderschöne Gefühl sich in deinem ganzen Körper ausbreitet und dort verbleibt. Du fühlst dich immer wärmer, geborgener und friedlicher.

Atme tief ein und sanft wieder aus. Spüre, wie deine Bauchdecke sich bei jedem Einatmen hebt und bei jedem Ausatmen wieder senkt. Bei jedem Einatmen atmest du positive Energie und warmes Licht in dich hinein. Und bei jedem Ausatmen lässt du jede Anspannung und alle negativen Gedanken los. Und dann bringe deine Aufmerksamkeit ganz langsam wieder in deinen Körper, ins Hier und Jetzt. Spüre die Unterlage unter dir, deine Füße, deine Oberschenkel, deine Hüfte und deinen Bauch. Spüre deinen Herzschlag und das warme Gefühl in dir. Verinnerliche es. Spüre deine Arme und Hände. Spüre deinen Nacken, deinen Kiefer, deinen Kopf. Bewege alles ganz langsam und ganz sanft. Schenke dir dabei ein Lächeln. Lege beide Hände auf dein Herz und bedanke dich bei dir, dass du dir die Zeit genommen hast, um diesen Morgen mit Dankbarkeit und mit positiver Energie zu beginnen. Genau das trägst du nun in die Welt hinaus. Nimm noch einen tiefen Atemzug durch die Nase ein, halte den Atem kurz und lasse ihn gehen. Atme noch einmal tief durch die Nase ein, halte den Atem und lasse ihn gehen. Und wenn du so weit bist, öffne sacht deine Augen und komme im jetzigen Moment an. Bleibe noch so lange in dieser Position, wie es sich für dich gut anfühlt. Bewege und strecke deinen Körper so, wie es sich für dich gut anfühlt. Und atme so, wie es sich für dich gut anfühlt. Ich wünsche dir einen tollen und energiereichen Tag. Bis zum nächsten Mal!"

Achtsamkeitsübungen

Beim Praktizieren von Achtsamkeit geht es in erste Linie darum, vom Stress des Alltags bewusst eine Auszeit zu nehmen und sich aufs Hier und Jetzt zu konzentrieren. Sie erreichen das beispielsweise durch das bewusste Atmen.

Übung: Bewusstes Atmen

Legen Sie Ihre Hände auf Ihren Bauch und atmen Sie ein paar Male durch die Nase tief in den Bauch ein und durch den Mund wieder aus. Machen Sie diese Übung gerne mehrmals am Tag, beispielsweise beim Autofahren oder wenn Sie beim Einkaufen in der Warteschlange stehen. Bewusstes Atmen lässt sich ganz einfach in den Alltag einbauen. Wenn es die Temperatur zulässt, gehen Sie barfuß raus in den Garten oder auf eine Wiese, denn Barfußlaufen erdet, durch den Ionenaustausch mit unserer Erde.

Dankbarkeitstagebuch

Die Schwingung der Dankbarkeit ist überaus hoch und mächtig. Wie schon erwähnt, ziehen wir das an, was wir aussenden. Bringen wir also den Fokus zur Dankbarkeit, senden wir das Gefühl des Habens aus und erhalten im Zuge dessen noch mehr, wofür wir dankbar sein können. Vielleicht fällt es Ihnen anfangs schwer, etwas zu finden, wofür Sie dankbar sind, Sie werden jedoch sehr schnell feststellen, dass nach einigen Tagen die abendliche Liste immer länger wird.

Anleitung:

Kaufen Sie sich ein schönes Büchlein oder nutzen Sie die Tagesvorlage aus dem Kapitel **Bonus: Mitochondrientherapie Homemade – In 4 Wochen den Körper transformieren** und setzen Sie sich abends, bevor Sie schlafen gehen, noch einmal hin und lassen Ihren Tag Revue passieren.

Denken Sie darüber nach, was Sie alles erlebt und gemacht haben, was Ihnen ein gutes Gefühl gab und worüber Sie sich gefreut haben. Bei Blockaden ist es auch hilfreich, darüber nachzudenken, was als selbstverständlich erachtet wird. Für den Anfang reichen drei Dinge. Das kann zum Beispiel sein:

- Das schöne Wetter
- Ihr gesundes Frühstück oder das leckere Abendessen
- Sie wurden an der Kasse vorgelassen
- eine erfolgreiche Sporteinheit
- ein Telefonat mit einem lieben Menschen
- eine schöne Textnachricht
- liebe Worte, die Sie erhalten haben
- ein Lob
- der Spaziergang im Wald
- die Familie, den Partner, die Kinder und die Freunde im Leben

Aufschreiben der Sorgen und Gedanken

Sobald Sie Ihre Sorgen und negativen Gedanken auf Papier gebracht haben, werden diese dadurch losgelassen und verlieren ein Stück weit die Macht über Sie. Wenn Sie möchten, verbrennen Sie das Blatt Papier und sehen den Rauch als Transformation an.

Beispiel:

Nehmen Sie ein leeres Blatt Papier und schreiben Sie untereinander alles auf, was Sie beschäftigt. Das kann zum Beispiel sein, dass Sie Angst davor haben, allein gelassen zu werden, oder einen Streit mit einem Menschen hatten, der Sie beschäftigt. Es gibt hier keine Grenzen, alles darf aufgeschrieben werden. Sie müssen auch nicht kleine Sorgen von großen Sorgen unterscheiden, schreiben Sie alles auf, was Sie belastet und bedrückt.

Haben Sie alles auf Papier gebracht, können Sie dieses verbrennen. Sagen Sie gerne parallel den Satz: „Das Feuer verbrennt nun all meine Sorgen und Ängste. Alles darf sich auflösen und vom Rauch in Liebe verwandelt werden."

Verabredung mit sich selbst

Eine bewusste Me-Time ist wichtig, um die Beziehung mit sich selbst zu pflegen und wertzuschätzen. Überlegen Sie sich, was Sie gerne machen. Vielleicht ist es ein schönes Schaumbad mit einer Tasse Tee und guter Musik, ein Spaziergang in der Natur, ein Schönheitsabend mit Maske oder eine Yoga-Einheit. Egal, was es ist, was Sie gut fühlen lässt, räumen Sie dafür täglich bewusst Zeit ein. Es reichen auch 10 Minuten.

Weitere Ideen:

- ein leckeres Abendessen kochen und schön anrichten
- in einen nahegelegenen Wald fahren und spazieren gehen
- zur Massage gehen
- in ein Café setzen und etwas trinken
- bei schönem Wetter mit Picknickdecke, Musik oder einem Buch auf eine Wiese legen
- Blumen selbst pflücken und zuhause aufstellen
- einen Beautyabend machen mit Gesichtsmaske, Haarmaske, Pediküre und Maniküre
- Lieblingsmusik hören und dabei tanzen und singen
- ein Hörspiel oder Podcast hören
- ein Einkaufsbummel

Schlaf

8 Stunden Schlaf pro Nacht wird in der Regel als gesund und gut für den Körper und den Geist angesehen. Während wir im Prozess des Einschlafens sind, wird im Gehirn Stickstoffmonoxid gebildet und der Glukose-Einstrom in die Zellen des Hirns sinkt dadurch. Sobald wir schlafen, wird Melatonin produziert, was nur nachts gebildet werden kann und das Stickstoffmonoxid wieder neutralisiert, bis am Morgen davon nichts mehr nachweisbar ist.

Bei einer Erhöhung von Stickstoffmonoxid über Tage, Wochen oder Monate hinweg kommt es zum Chaos in diesem Mechanismus. Die Produktion von ATP sinkt und Betroffene klagen über Schmerzen in den Gelenken. Weiterhin sorgt die Erhöhung für eine schlechte Glukoseversorgung im Gehirn und daraufhin für schlechten Schlaf. Es kann zu Albträumen, einem häufigeren Harndrang und zu Zähneknirschen kommen. Typisch ist auch das Aufwachen, meist zwischen zwei und drei Uhr, da durch den niedrigen Glukosespiegel das Hirn in ein Notprogramm wechselt und vermehrt Stresshormone ausschüttet.

Tipp:
Was hier hilft, ist ein Spät- oder auch Nachtstück mit Vollkorn und Fett, um das Gehirn keinem nächtlichen Energiemangel auszusetzen.

Die Folgen eines schlechten Schlafs gehen noch weiter, denn der nächste Tag wird meist von einer erhöhten Insulinresistenz und einem erhöhten Insulinspiegel heimgesucht. Gleichzeitig wird der Leptinspiegel gehemmt (Leptin mindert das Hungergefühl und ist zuständig für den Fettstoffwechsel), jedoch Stresshormone und Ghrelin (ein Stoffwechselhormon, das das Hungergefühl ansteigen lässt) erhöhen sich. Der Spruch „Schlafmangel macht dick" entspricht daher leider der Wahrheit.

Auch Schlafapnoe (Atemaussetzer) kann aus der Sicht der Naturwissenschaftler und Ärzte ein Symptom für eine Störung der Mitochondrien sein. Stickstoffmonoxid ist ebenfalls erhöht und die unzureichende Versorgung des Hirns mit Energie führt zu einem narkoseartigen Tiefschlaf mit zusätzlichem oxidativen Stress und erhöhtem Laktatspiegel.

Tipp:
Ein Spät- beziehungsweise Nachtstück aus Vollkorn und Fett, etwa dreißig Minuten vor dem Zubettgehen, gemeinsam mit Vitamin B12 schafft Abhilfe und Betroffene benötigen zudem schnell ihre Schlafmaske nicht mehr. Die LOGI-Ernährung und der Verzicht auf Alkohol abends können die Apnoe weiterhin korrigieren. Es sollte jedoch auch das Genickgelenk überprüft werden, da eine Instabilität auch im Zusammenhang mit Apnoe steht.

Zusätzlich werden folgende Mikronährstoffe für Erwachsene empfohlen:

- 1000 ug Vitamin B12 vor dem Schlafengehen
- Vitamin-B-Komplex in Höhe des Tagesbedarfs
- 2 x 100 mg Vitamin B1
- 400 mg Coenzym C10
- 1 g Lecithin
- 2 x je 300 mg Kalium und Magnesium

Es liegt viel in den eigenen Händen, die Qualität des Schlafs positiv zu beeinflussen. Nachfolgend sehen Sie, was Sie für eine Verbesserung tun können:

Verdunkeln Sie Ihr Schlafzimmer und halten Sie die optimale Raumtemperatur bei etwa 15 bis 18 Grad ein. Ein Schlafzimmer, sofern möglich, sollte sich auf der straßenabgewandten Seite befinden, um eine maximale Ruhe zu erhalten.

- Schlafen Sie möglichst mit geöffnetem Fenster oder lüften Sie zumindest vor dem Schlafengehen kräftig durch.
- Meiden Sie im Schlafzimmer elektromagnetische Störfelder, vor allem das Handy, diese können oxidativen und nitrosativen Stress auslösen und zudem auf die Aktivität des Gehirns einwirken.
- Trinken Sie keinen Alkohol am Abend, dieser stört Sie beim Durchschlafen und verhindert die Phase der schnellen Augenbewegung (Rapid Eye Movement (REM) – Traumphase).
- Bewegen Sie sich täglich an der frischen Luft und schließen Sie Ihren Tag eventuell mit einem gemütlichen Abendspaziergang ab.
- Verzichten Sie eine Stunde vor dem Schlafengehen auf Fernseher oder Bildschirme, da dies die Produktion von Melatonin hemmt, ebenso wie alle anderen Lichtquellen.
- Meiden Sie Stress am Abend und versuchen Sie, Ihre Gedanken zu beruhigen, wenn Sie ein dünneres Nervenkostüm haben. Hilfreich können Einschlafmeditationen sein und Baldrian sowie Hopfenpräparate.
- Sollten Ihnen Nackenschmerzen und eine Instabilität Probleme beim Schlafen bereiten, holen Sie sich ein Nackenkissen, welches die Überstreckung in Rückenlage verhindert.

Eine Stütze in der Mitochondrientherapie ist das Spätstück. Durch nächtliche Unterzuckerung leidet das Gehirn unter diesem Mangel an Energie und ein nächtliches Aufwachen ist typisch. Neigen Sie dazu, essen Sie eine Viertelstunde vor dem Schlafengehen Vollkornbrot mit Butter. Auch ein Nachtstück ist empfehlenswert, sollten Sie trotz des Spätstücks wach werden. Eine Reiswaffel oder ein Stück Traubenzucker lässt Sie schnell wieder einschlafen und

Sie merken es bereits am nächsten Tag, da Symptome schon in abgeschwächter Form auftreten. Sollten Sie dennoch wach werden, kann 3 mg Melatonin, 1 bis 2 g Glutamin oder 5 bis 10 mg Glycin bei Schlafproblemen helfen. Die Dosis bezieht sich in diesem Fall auf Erwachsene. Eine Anregung zu einer Einschlafmeditation finden Sie hier:

Ruhe finden und einschlafen: Gute-Nacht-Meditation

„Hallo und herzlich willkommen. Schön, dass du da bist! Diese Meditation begleitet dich auf deinem Weg zu einem wohlverdienten Schlaf. Der Körper kann sich dabei völlig entspannen. Nur dein Geist lauscht der kleinen Reise hinein in die Nacht. So gleitest du Stück für Stück in einen erholsamen Schlaf. Wenn du magst, kannst du zwei bis drei Tropfen Lavendelöl in deine Hand geben. Verreibe es zwischen deinen Händen und massiere damit deinen Nacken und deinen Hals. Lege dich dann in dein Bett und finde eine gemütliche Position, in der du diese Meditation anhören möchtest.

Komme ganz entspannt und in Ruhe an. Mache es dir in deinem Bett so richtig gemütlich. Nimm dir einen Moment, um alles so einzurichten, wie du es magst. Vielleicht möchtest du dein Kissen noch einmal aufschütteln oder dich in deine Decke einkuscheln. Du kannst es dir für diese Einschlafmeditation in deiner liebsten Einschlafposition gemütlich machen. Auf der Seite, auf dem Bauch oder auf dem Rücken – ganz so, wie du am besten zur Ruhe kommst. Hier in deinem Bett darfst du dich für die nächsten Stunden einfach nur der Entspannung hingeben. Nichts anderes ist mehr wichtig. Es darf vor deiner Schlafzimmertür auf dich warten. Hier und jetzt hat es Pause. Denn hier und jetzt geht es nur um dich und um deine Erholung.

Sind deine Augen schon geschlossen? Wenn nicht, lasse sie sanft zufallen. Mit geschlossenen Augen kannst du leichter in die Entspannung sinken.

Entspanne die Regionen um deine Augen herum. Die vielen kleinen Muskeln, die beim Öffnen und Schließen beteiligt sind. Den ganzen Tag waren sie aktiv. Erlaube ihnen, ganz locker und entspannt zu werden. Sie dürfen sich nun ausruhen. Spüre, wie sanft deine Augenlider geschlossen sind. Genieße die Entspannung.

Nimm ein paar tiefe Atemzüge und lasse die Entspannung sich in deinem ganzen Gesicht ausbreiten. Es wird ganz weich.

Auch die Stirn ist tagsüber oft angespannt. Vielleicht gibt es hier kleine Sorgenfalten. Sie dürfen sich glätten und schön locker sein. Auch die Partie zwischen deinen Augenbrauen – sie darf locker und weich werden. Erlaube dir, die Mimik schlafen zu schicken. Spüre, wie gut es sich anfühlen darf, nach einem langen Tag die wohlverdiente Ruhepause zu genießen. Eine ganze Nacht voller Entspannung liegt vor dir. Es gibt nichts mehr zu tun. Ist das nicht wunderbar?

Auch dein Kiefer darf sich nun entspannen und schön weich werden. Am Tag ist er so viel in Bewegung – beim Essen, beim Reden, vielleicht war er in manchen Momenten unter Anspannung. Lasse ihn los, lasse ihn locker. Schicke die Entspannung mit jedem Atemzug in deine Kiefer hinein, in deinen Unterkiefer und in deinen Oberkiefer. Sie liegen ganz locker und gelöst aufeinander. Ganz von allein.

Spüre, wie sich dein Mund entspannt. Die Lippen liegen sanft aufeinander oder sind leicht geöffnet. Du musst dafür gar nichts tun. Du darfst einfach nur wahrnehmen, wie sich alles nach und nach immer mehr entspannt. Atme dabei ganz ruhig und tief ein und aus. Spüre, wie mit dem Loslassen der vielen kleinen Muskeln in deinem Gesicht auch du immer mehr entspannen und den Tag loslassen kannst.

Stelle dir nun vor, wie du in der wunderschönen Natur inmitten der Hügel der Provence stehst. Die Hügel sind über und über violett, voll mit herrlich duftendem Lavendel.

Vielleicht erinnerst du dich an den Duft. An seine beruhigende und entspannende Wirkung. Lasse das Aroma durch deine Nase tief in dich hineinströmen. Es ist harmonisch und wohltuend. Die herrliche Natur um dich herum ist ganz und gar lavendelfarben. So weit, wie du sehen kannst, reichen die Felder. Es ist so wunderschön und duftend. Du stehst auf einem Weg, einem Pfad, der durch die Lavendelfelder der Provence führt. Es ist so eine besondere, friedliche Atmosphäre hier. Ein Ort zum Loslassen und zum Zur-Ruhe-Kommen.

Es ist angenehm mild. Eine schöne, klare Sommernacht, die dich zu einem nächtlichen Spaziergang verleitet. Du schlenderst auf dem Weg entlang, der mitten durch die violettfarbigen Lavendelfelder führt. Du kannst die wohltuende Atmosphäre einfach genießen. Alles hier lädt zum Entspannen und Träumen ein. Eine warme Brise umschmeichelt deine Haut und lässt die Lavendelsträucher leise rascheln. Während sie sich sachte im Wind wiegen, streicht ihr beruhigender Duft durch die Luft. Du nimmst ein paar tiefe Atemzüge. Hier kannst du entspannen.

Alles hier darf sich wunderbar wohltuend anfühlen. Mit jedem Schritt, den du auf dem Pfad durch die Provence schreitest, darfst du etwas mehr zur Ruhe kommen. Genieße die wunderschöne und duftende Natur. Und lasse dich immer mehr von der Entspannung und von der Müdigkeit umarmen. Schritt für Schritt. Atme ein und aus. Tief ein und aus.

Du darfst nun loslassen und die Ruhe und die Müdigkeit in dir genießen. Lasse die beruhigenden Lavendelfelder auf dich wirken und sinke langsam in den Schlaf. Spüre, wie du weich gebettet bist. Geborgen. Nimm wahr, wie sich dieses wunderbare Gefühl immer mehr in dir ausbreitet.

Dieses wunderbare Gefühl der Entspannung. Diese angenehme schwere Müdigkeit. Mit jedem Ausatmen breitet sie sich weiter in dir aus.

Lausche noch ein wenig der Musik und gehe noch ein paar Schritte weiter durch die Lavendelfelder. Erlaube dir dann, in deinen Schlaf hinüberzugleiten. Gute Nacht und träume etwas Schönes!“

Entzündungshemmende Therapie

Entzündungen hat jeder Mensch bereits in seinem Leben gehabt, sei es durch eine Wunde, eine Verletzung, eine Zahnfleischentzündung oder eine Nasennebenhöhlenentzündung. Der Körper reagiert in jedem Fall fast immer gleich. Ist etwas entzündet, handelt es sich um eine Abwehrreaktion auf einen bestimmten Reiz, durch beispielsweise Bakterien oder Fremdkörper. Bei einem Schnitt in den Finger und einer Verletzung der Blutgefäße wird der Blutklebstoff Fibrin aktiv, dieser hat die Aufgabe, die Wunde abzudichten durch ein spezielles Netz, an dem sowohl Blutplättchen als auch rote Blutkörperchen hängen bleiben. Es kommt zu einer Gerinnung, welche im Anschluss, sobald alles abgedichtet ist, von bestimmten Enzymen wieder verhindert wird. Abwehrzellen haben nun die Aufgabe, totes Gewebe zu entsorgen und Eindringlinge zu vernichten. Damit diese Abwehrzellen schnell in den verletzten Bereich kommen können, wird durch spezielle Botenstoffe die Durchlässigkeit erhöht. Das ist der Grund, warum es zu einem lokalen Temperaturanstieg und einer erhöhten Durchblutung, also einer Rötung und Schwellung, kommt. Der Schmerz, welcher eine Entzündung mit sich bringt, wird entweder durch eine direkte Verletzung der Nerven oder einen Druck aufgrund der Schwellung auf die Nerven verursacht, in jedem Fall aber von Schmerz-Botenstoffen. Diese sorgen dafür, dass der Bereich automatisch von einem Betroffenen geschont wird, sodass der Heilungsprozess in aller Ruhe stattfinden kann.

Handelt es sich nicht gerade um eine Blinddarmentzündung, die sofort ärztlich behandelt werden muss, helfen folgende Dinge, um die Heilung zu unterstützen:

- Trinken Sie basische Tees.
- Kühlen Sie den entzündeten Bereich, sofern dieser äußerlich ist.
- Gönnen Sie sich viel Ruhe.
- Reduzieren Sie Ihre Nahrung und nehmen Sie nur vitamin- und nährstoffreiche Kost zu sich.
- Nehmen Sie zusätzlich zum basischen Tee auch zweimal die Woche ein basisches Vollbad sowie an den restlichen Tagen ein basisches Fußbad. Achten Sie auf eine Dauer von mindestens 30 Minuten, besser noch 45 Minuten. Diese Zeit wird benötigt, damit die Toxine und Schlacken aus den Poren herausgezogen werden können.

Da fast allen Erkrankungen eine Entzündung vorausging und der Körper diese benutzt, um auf Stress aufmerksam zu machen, ist es daher für den gesamten Organismus notwendig, Entzündungen zu hemmen. Dies können Sie mit einer entzündungshemmenden Ernährung fördern. Die Wahl fällt auf eine basische Ernährung mit vielen Vital- und Mineralstoffen sowie Antioxidantien. Weiterhin ist das Trinken von fluoridfreiem, aber gleichzeitig mineralstoffreichem Wasser unumgänglich, denn nur mit einer ausreichenden Menge an

Flüssigkeit ist es dem Körper möglich, Schadstoffe auszuleiten. Fügen Sie Ihrem Glas Wasser gerne noch eine frische Zitronenscheibe hinzu, denn Zitronen hemmen ebenfalls Entzündungen und helfen bei der Entsäuerung.

Während beispielsweise Fleisch und Milchprodukte Entzündungen im Körper fördern, gibt es dafür eine Reihe guter Lebensmittel, die helfen, Entzündungen zu hemmen. Zu diesen Lebensmitteln gehören:

Nahrungsmittel	**Wirkstoff**	**Weitere Wirkung / Anmerkung**
Chili- und Paprikaschoten	Capsaicin	Schmerzen können gehemmt und die Durchblutung kann gefördert werden.
Weizenkeimöl und Olivenöl	Vitamin E	Antioxidative Wirkung
Ananas	Bromelain	Hemmt die Gerinnung
Paprika, Kiwi, Zitronen, Kohl, Brokkoli, Beeren, Hagebutte und Sanddorn	Vitamin C	Vitamin C verträgt wenig Hitze, daher Gemüse nur kurz dünsten.
Kurkuma und Curry	Curcumin	Krebshemmung und lindert Schmerzen durch Arthrose
Zwiebeln und Knoblauch	Sulfide	Schützen die Gefäße und sind antibakteriell
Rotes und blaues Obst und Gemüse, wie Beeren, Zwetschgen, Granatapfel, Kirschen, Äpfel, Soja und Grüntee	Polyphenole	Antioxidativ, Immunsystem wird positiv beeinflusst und der Blutdruck wird reguliert
Hagebutten	Galaktolipide	Gut bei Morgensteifigkeit, lindert Schmerzen und wirkt sich positiv auf die Gelenke aus Nicht Hagebuttentee, sondern die ganze Frucht als Pulver

Mandeln, Soja, Hülsenfrüchte, dunkler Kakao, dunkelgrünes Blattgemüse, Vollkornprodukte, Sesam und Kürbiskerne	Magnesium, Eisen, Selen und Zink	Vor allem Magnesium ist ein wahrer Entzündungshemmer.
Karotten, Tomaten, Grapefruit, Feldsalat, Papaya, Grünkohl und Wassermelonen	Carotinoide	Stärken das Immunsystem und die Zellkommunikation wird verbessert
Walnussöl, Leinöl, Hanföl und Chiasamenöl	Omega-3-Fettsäuren	Das Blut kann besser fließen und Gerinnungen werden gehemmt.

Mikronährstoffe

Schon mehrfach wurde in diesem Ratgeber erwähnt, welche wichtige Rolle Mikronährstoffe bei der Therapie spielen und dass sie eine wichtige Säule sind.

Allgemeine Hinweise:
Egal, welche Nährstoffe Sie einnehmen, achten Sie darauf, dass Sie nach der ersten Gabe neuer Präparate immer erst drei Tage abwarten, um zu überprüfen, ob Sie diese vertragen oder nicht, bevor der nächste Mikronährstoff eingenommen wird. Sollten Sie merken, dass Ihnen das Präparat Probleme bereitet, kann ein anderes eingenommen werden, bis Sie keine Beschwerden mehr ausmachen können. Nur dann kann zum nächsten Schritt übergegangen werden. Es ist daher durchaus möglich, dass sich diese Therapie über einen längeren Zeitraum ziehen kann. Weiterhin richtet sich die Dauer der Einnahme nach Ihren Beschwerden. Hören Sie auf Ihren Körper, dieser gibt Ihnen die nötigen Signale. Sind Sie beschwerdefrei, schleichen Sie die Nährstoffe langsam aus, indem die Dosierung immer weiter reduziert wird. Kommen die Beschwerden wieder, dürfen Sie wieder erhöhen. Manchmal ist auch eine generelle Unterstützung mit Mikronährstoffen notwendig, ebenso bei Patienten mit Genickinstabilität, da diese immer wieder nitrosativem und oxidativem Stress ausgesetzt sind.

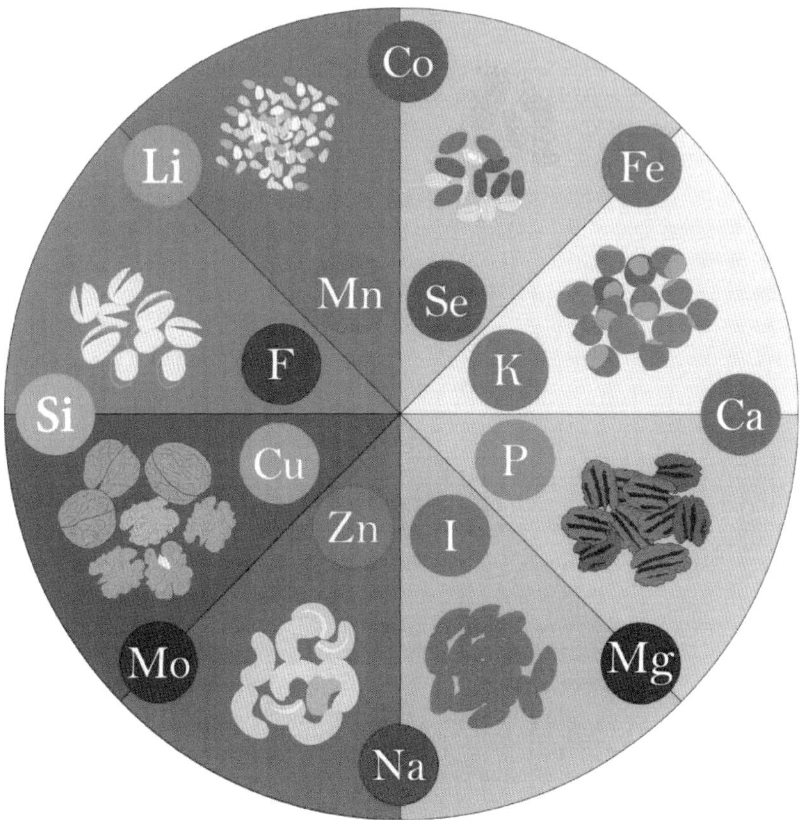

Die erste Etappe der Mikronährstofftherapie wurde bereits im Kapitel **4.4 Dimensionen von Mitochondrientherapie** erläutert und auch die Einnahme von Kalium, Magnesium, Zink, Eisen, Selen und Jod.
Weitere Mikronährstoffe sind:

Mangan, ein Katalysator für eine große Anzahl an Enzymen, die für die Blutgerinnung, die Neubildung von Glukose, den Citratzyklus, den Abbau von Proteinen, die Insulinbildung, den Harnstoffzyklus und auch für den Schutz der Mitochondrien vor Radikalen verantwortlich sind. Bei einem nachgewiesenen Mangel wird die Einnahme für Erwachsene von **täglich 5 mg** empfohlen.

Kupfer ist wichtig für die Atmungskette in den Mitochondrien und Bestandteil für die Bildung des roten Blutfarbstoffs, da es das Eisen in Transferrin (Proteine, die Eisen über den Blutkreislauf transportieren) einbaut. Außerdem ist Kupfer Bestandteil für die Festigkeit des Knorpels und des Bindegewebes sowie für die Bildung von Melanin, den Stoffwechsel von Dopamin, Adrenalin und Noradrenalin und auch für die Entgiftung und den Aufbau des Nervensystems. Die Einnahmemenge für Erwachsene beläuft sich, bei einem festgestellten Mangel, auf **1 bis 5 mg täglich**.

Molybdän baut Eiweiße zu Harnsäure ab und löst Alkohol auf. Weiterhin transportiert und speichert dieser Nährstoff Eisen. Ein nachgewiesener Mangel lässt sich gut mit einem mehrmaligen wöchentlichen Verzehr von Blumenkohl und Brokkoli kompensieren. In Tablettenform sollten Erwachsene **50 bis 100 ug pro Tag** zu sich nehmen.

Chrom ist wichtig für den Glukosestoffwechsel und sollte **täglich 50 bis 100 ug** über den Tag verteilt von Erwachsenen eingenommen werden.

Silicium sorgt für eine Elastizität und Spannkraft des Bindegewebes. Außerdem hilft es beim Aufbau der Knorpelmasse und ist gut für Haut, Haare und Nägel. Die empfohlene Menge liegt für Erwachsene bei **3 x 200 bis 500 mg pro Tag** mit viel Wasser.

Vitamin D wurde lange unterschätzt und ist doch für den Stoffwechsel sehr wichtig. 35 Gewebe sind von Vitamin D abhängig und besitzen Andockstellen für dieses Vitamin. Weiterhin werden 900 Gene dadurch reguliert und Stickstoffmonoxid, vor allem im Gehirn, wird gehemmt. Entzündungen können blockiert werden, weswegen sich die Einnahme besonders bei entzündlichen und autoimmunen Erkrankungen sowie bei einer Immunschwäche empfiehlt. Studien konnten feststellen, dass bei einem angemessenen Vitamin-D-Spiegel das Krebsrisiko sinkt und außerdem eine längere Lebensdauer zu erwarten ist. Kinder mit einem Mangel neigen leichter zu Übergewicht und haben Probleme, Gewicht zu verlieren. Frauen können Probleme während ihrer Schwangerschaft bekommen und dadurch die Hirnreifung des Babys im Bauch bremsen. Ein weiterer, sehr wichtiger Grund, warum eine ausreichende Menge im Körper vorhanden sein soll, ist, dass Vitamin D die Kalziumaufnahme fördert. Die Mitochondrien sind die wichtigsten Speicher von Kalzium und fehlt dieses, können die Mitochondrien sehr schnell nicht mehr richtig funktionieren. Da Kalzium ein Signalstoff ist, der den natürlichen Zelltod bei ungesunden Zellen, wie den Krebszellen, einleitet, hält Vitamin D demnach unseren Körper gesund. Kinder und Erwachsene können etwa **20 ug pro Tag** einnehmen.

Die zweite Etappe der Mikronährstoffversorgung richtet sich nach dem gemessenen Wert des Pyruvats und Laktats in Urin oder Blut und legt das Augenmerk demnach auf die Pyruvat-Dehydrogenase (PDH). Es werden hierfür unter anderem die Cofaktoren Vitamin B1 und Alpha-Liponsäure benötigt, diese müssen zugeführt werden, sollte eine Hemmung der PDH vorliegen. Die Menge richtet sich nach einem eventuell vorhandenen Diabetes mellitus mit nachgewiesenem Pyruvatstau beziehungsweise einer nicht vorhandenen diabetischen Erkrankung.

Bei Diabetes sollte die Einnahme für Erwachsene 300 mg Benfotiamin (Vitamin B1) täglich betragen, während ohne Diabetes die Einnahme für Erwachsene bei 50 mg täglich liegt.

Nachgewiesene Alpha-Liponsäure-Mängel werden für Erwachsene mit einer Dosis von 100 bis 200 mg täglich, vor dem Essen, behandelt. Wichtig zu erwähnen ist, dass durch die Einnahme von Alpha-Liponsäure der Bedarf an Vitamin B2 und B3 ansteigen kann. Vitamin B2 sollte in diesem Fall mit 200 mg pro Tag eingenommen werden. Sollte allerdings ein niedriges ATP, Laktat und Pyruvat im Citratzyklus gemessen werden, muss die Dosis von B2 erhöht werden, sodass die Energiegewinnung in den Mitochondrien gepusht wird. Die Einnahme von Vitamin B3 sollte zuerst vorsichtig dosiert und nur eingenommen werden, wenn ein Mangel auch tatsächlich nachgewiesen wurde, da sonst die PDH gehemmt wird. Wurde ein Defizit festgestellt, folgt eine Einnahme für Erwachsene von 200 mg täglich als Nikotinsäureamid.

Anmerkung:
Besonders bewährt hat sich die LOGI-Kost bei der PDH-Hemmung, da die Enzymhemmung umgangen und die Energiegewinnung dadurch gesichert wird. Außerdem bewirkt diese die Senkung von Laktat.

Die dritte Etappe ist die Mikronährstofftherapie mit schützenden Substanzen bei nitrosativem und oxidativem Stress. Meist empfiehlt es sich, in Apotheken nachzufragen, ob es Präparate gibt, welche verschiedene Nährstoffe in einer Kapsel vereinen, sodass nicht massenhaft verschiedene Produkte geschluckt werden müssen. Zu diesen Nährstoffen gehören:

Vitamin B12, Folsäure und Biotin. **B12** ist besonders gut bei nitrosativem Stress, und das ganz ohne Nebenwirkungen. Ein Mangel dieses Vitamins sollte schnellstens mit Methyl- oder Adenosylcobalamin behoben werden, da dieser zu erheblichen Problemen im Stoffwechsel und zu Nervenschäden und auch psychischen Defiziten führen kann. Eine Dosierung von 500 bis 1000 **ug morgens** ist anzuraten. Eine gleichzeitige Einnahme von **2,5 bis 5 mg Biotin** und **400 bis 800 ug Folsäure** sollte ebenfalls erfolgen.

Vitamin C fängt freie Radikale ab und ist bei der Wiederverwertung von Vitamin E beteiligt. Weiterhin wird die Eisenaufnahme im Dünndarm verbessert. Liegt ein Mangel im Körper vor, können entzündliche Erkrankungen und Infektionen die Folge sein. Für Erwachsene reichen **200 mg morgens oder abends** aus. Besteht die Anfälligkeit von Infekten, können Sie den Bedarf erhöhen, indem Sie mittags weitere 200 mg einnehmen. Achten Sie jedoch darauf, die Menge von 200 mg nicht zu überschreiten beziehungsweise nicht alle Gaben auf einmal zu nehmen, da die Aufnahme im Körper sonst verschlechtert wird.

Vitamin E fängt ebenfalls freie Radikale ab und es sollten etwa **10 mg pro Tag** von Erwachsenen eingenommen werden. Hierzu eignet sich Weizenkeimöl, gerne auch gemeinsam mit Vitamin C.

Glutathion (GSH) gilt als das wichtigste Antioxidans und wird auch als „Rostschutzfaktor" bezeichnet. Es ist wichtig für die Entgiftung in der Leber und wirkt zudem gegen chronisch wiederkehrende Vireninfektionen wie Herpes. Gemeinsam mit der Einnahme des Coenzyms Q10 kommt es zu einer stärkeren Wirkung. Die GSH-Dosis für Erwachsene beträgt **100 mg täglich**. Es empfiehlt sich an dieser Stelle auch die Einnahme von **3 x 200 mg Acetyl-Cystein**, dieses fördert die Eigenproduktion von Glutathion.

Coenzym Q10 ist wichtig für die Atmungskette und das Abfangen der freien Radikale. Zwar nehmen wir dieses Enzym über die Nahrung auf und synthetisieren es selbst, jedoch werden hierfür sowohl Spurenelemente als auch B-Vitamine benötigt. Weiterhin lässt ab dem 40. Lebensjahr die Eigenproduktion nach, was heutzutage noch mit Stress und Belastungen des Alltags untermauert wird. Die Schutzwirkung wird allerdings erst bei 2,5 mg pro Liter im Blutspiegel aktiv. Eine tägliche Mindesteinnahme sollte daher bei Erwachsenen **3 mg pro Kilogramm Körpergewicht für eine Dauer von 14 Tagen** betragen. Der Wirkspiegel sollte dann erreicht sein und eine anschließende tägliche Gabe von 100 mg sind ausreichend. Nehmen Sie Q10 nicht gemeinsam mit Vitamin E ein, die Aufnahme wird dadurch gehemmt.

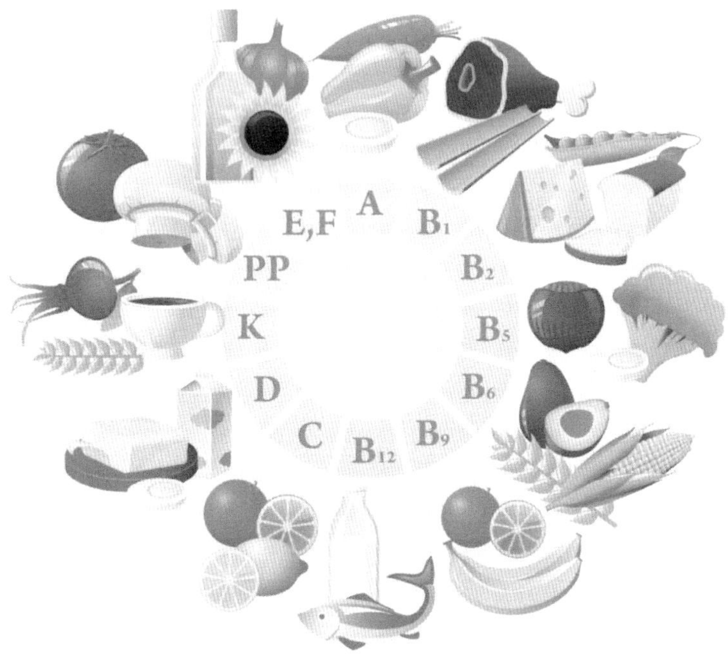

Ist der nitrosative und oxidative Stress im Körper aufgelöst, kann die **vierte Etappe** beginnen, mit der Einnahme von mehrfach ungesättigten Fettsäuren, wie Eicosapentaensäure (EPA) und Docosahexaensäure (DHA). Der Körper kann diese nicht selbst herstellen und ist auf die Aufnahme über die Nahrung angewiesen. Für die Atmungskette sind sie besonders wichtig, sie lassen sich deshalb in hoher Konzentration in den Membranen der Mitochondrien finden. Leider ist es immer noch ein Irrglaube, dass Omega-3-Fettsäuren fast nur in Fisch zu finden sind, denn dieser kann die Fettsäuren ebenfalls nicht selbst herstellen, sondern nimmt diese durch das Fressen von Algen auf. Die Folge ist eine Überfischung der Weltmeere, diese sind zudem extrem verschmutzt, sodass wir durch den Verzehr von Fisch unseren Körper mit Mikroplastik belasten. Um den Bedarf der beiden Fettsäuren gesund zu decken, ist der Verzehr von Algenpräparaten sehr zu empfehlen. Weiterhin können Sie auch täglich einen Esslöffel Walnussöl, Leinöl und Hanföl zu sich nehmen, diese führen Ihnen auch Omega-3-Fettsäuren zu.

Auch **L-Carnitin** verdient seinen Platz in der Mikronährstofftherapie, da die Fettsäuren durch Carnitin in die Mitochondrien eingeschleust werden können und zur Energiegewinnung verbraucht werden. Weiterhin kann Carnitin die Aktivität der Mitochondrien steigern. Erwachsene sollten daher **3 x 250 mg täglich** zu sich nehmen.

DARMÖKOLOGIE UND REGENERATION

Eine Mitochondriopathie kann Beschwerden hervorrufen, die im Mund anfangen und beim Enddarm aufhören, und meist ist es der oxidative und nitrosative Stress, der hierfür verantwortlich ist. Dass im Bereich des Mundes bereits einige Krankheiten beginnen, ist weniger bekannt. Jedoch können Schäden an den Mitochondrien unter anderem die Folge davon sein, denn Entzündungen sind an diesen Schäden maßgeblich beteiligt. Bestehen beispielsweise chronische Entzündungsherde in der Zahnwurzel, sind diese der Auslöser für die Auflösung des Kieferknochens, was unweigerlich zu Karies führt. Karies verursacht im Mund Stoffe, welche schwefelhaltig sind und die Energiestoffwechselenzyme hemmen. Weiterhin werden Transportvorgänge, die abhängig von Energie sind, blockiert sowie Zink und Eisen gebunden. Es folgt eine Beeinflussung aller Arbeitsvorgänge, die diese beiden Spurenelemente im Körper vollziehen, allen voran im Verdauungstrakt und im Immunsystem, aber auch die Atmungskette in den Mitochondrien. Entzündungen im ganzen Mundbereich haben also eine viel größere negative Gesamtauswirkung auf den Körper, als uns tatsächlich bewusst ist.

Die Bakterien, die auf dem Zahnbelag haften, sind in der Lage, Nitrat aus der Nahrung zu verstoffwechseln, dabei wird Stickstoffmonoxid freigesetzt, was zudem noch hochkonzentriert ist und nitrosativen Stress sowie eine Funktionsstörung der Mitochondrien begünstigen kann.

Tipp:
Der beste Lösungsansatz ist daher, eine sehr gute Mundhygiene zu praktizieren. Putzen Sie sich mindestens zweimal täglich, morgens und abends, mit einer Vitamin-B12-haltigen Zahncreme die Zähne. Das Vitamin kann den nitrosativen Stress mindern.

Eine weitere Maßnahme ist das Ölziehen aus dem Ayurveda. Es klingt sehr simpel und doch ist die Wirkung beeindruckend. Es wird ein Löffel Öl in den Mund genommen und mindestens 15 Minuten, besser noch 20 Minuten, im Mund hin und her geschwenkt. Nicht nur für die Mund- und Zahngesundheit ist es positiv, sondern die heilende Kraft geht noch sehr viel tiefer. Zahlreiche Beschwerden, wie Arthritis, Asthma, Diabetes und Herzkrankheiten, können durch Ölziehen gelindert, sogar geheilt werden.

Ausschlaggebend ist, dass das Öl 20 Minuten im Mund bleibt, denn dies ist wichtig, da das Öl so lange benötigt, um in alle Ecken und Winkel sowie in die Zahnfleischtaschen zu gelangen und die dort angesammelten Bakterien zu beseitigen. Weiterhin bindet das Öl Gifte und Säuren an sich, was sich positiv auf den gesamten Organismus auswirkt, da die Gifte, welche vor allem auch nachts gebildet werden, durch Schlucken nicht in den restlichen Körper gelangen, sondern mit dem Öl direkt ausgeschieden werden. Dadurch kommt es zu einer ganzheitlich entgiftenden sowie antibakteriellen Wirkung.

Anleitung Ölziehen:

Gehen Sie beim Ölziehen wie folgt vor: Reinigen Sie zuerst morgens, direkt nach dem Aufstehen, mit einem speziellen Schaber Ihre Zunge und entfernen Sie den Belag von Ihren Zungenreflexzonen, sodass das Öl über diese Zonen die zugehörigen Organe entgiften und stimulieren kann.

Nehmen Sie dann einen Esslöffel Öl in den Mund. Am besten eignet sich hier ein hochwertiges Bio-Kokosöl oder ein Bio-Sonnenblumenöl. Ziehen Sie es durch Ihren Mund. Halten Sie dabei das Öl im Mund stets in Bewegung. Sollten die Wangen mit der Zeit schmerzen, führen Sie das Ziehen sanfter durch und achten Sie darauf, dass Sie keinesfalls etwas herunterschlucken, da es sich um reine Toxine handelt. Nach der empfohlenen Zeit können Sie das Öl ausspucken und Ihre Zähne putzen. Wenn Sie Ihrem pH-Wert im Mund anschließend noch etwas Gutes tun wollen, nehmen Sie eine Messerspitze Sango-Meereskoralle in den Mund und lassen Sie es sich langsam auflösen. Integrieren Sie das Ölziehen in Ihre morgendliche Routine, Sie werden schnell bemerkenswerte Änderungen, vor allem im Mundbereich, wenn Sie unter Zahnfleischentzündungen neigen, feststellen.

Um den Darm gründlich zu reinigen und zu entlasten sowie alle alten Schadstoffe auszuschwemmen, ist eine Darmreinigung beziehungsweise Darmsanierung mindestens einmal im Jahr sehr zu empfehlen. Es handelt sich hier um die Regeneration und Regulierung der Darmschleimhaut und der Darmflora sowie um das Binden und Ausleiten von Stoffwechselabfällen und schädlichen Bakterien. Während dieser Kur ist es von großer Bedeutung, dass Sie diese bestmöglich unterstützen, indem Sie einen gesunden Lebensstil pflegen. Es wird leider wenig gute Resultate hervorbringen, wenn Sie Ihren Darm zwar reinigen, gleichzeitig aber Fast Food, Zucker und Alkohol konsumieren. Eine parallel gesunde pflanzenbasierte Ernährung mit viel körperlicher Aktivität wird Sie vitaler, gesünder und strahlender machen.

Vorgehen bei der Reinigung und Entlastung des Darms:

Das benötigen Sie:
einen Irrigator (wenn Sie einen klassischen Einlauf machen möchten)

Anleitung:

- Nehmen Sie etwa 500 bis 2000 ml gefiltertes Wasser oder Trinkwasser aus Flaschen und wärmen Sie es auf 36 Grad auf.
- Füllen Sie den Irrigator mit dem Wasser und hängen Sie diesen erhöht, beispielsweise an der Türklinke, auf.
- Gehen Sie in den Vierfüßlerstand, dies ist die beste Position.
- Ölen Sie das Darmröhrchen mit nativem Kokosöl ein, sodass eine bessere Gleitfähigkeit gegeben ist.
- Lassen Sie etwas Wasser in das Waschbecken laufen, um die restliche Luft aus dem Schlauch zu lassen.
- Führen Sie nun das Röhrchen in den After ein, sodass der Hahn außen ist, und öffnen Sie diesen, um die Flüssigkeit einlaufen zu lassen.
- Schließen Sie den Hahn und ziehen Sie das Röhrchen wieder heraus.
- Lassen Sie das Wasser 10-20 Minuten einwirken und massieren Sie sich gerne währenddessen im Uhrzeigersinn Ihren Bauch.
- Wasser und Darminhalt werden nun ausgeschieden.

Glaubersalz aus der Apotheke
Flohsamenschalen (gibt es in jeder Drogerie oder im Biomarkt)
Darmaufbaupräparate aus der Apotheke oder dem Internet

Im ersten Schritt können Sie Ihren Darm mit einem Einlauf entleeren. Wenn Ihnen diese Vorstellung jedoch nicht gefällt, ist eine Entleerung mittels Glaubersalz, auch bekannt als Schüssler Salz Nr. 10, zu empfehlen. Es ist das Mittel der Wahl, wenn es speziell um Entgiftung und Entschlackung geht. Nehmen Sie dazu zwei bis vier Teelöffel und rühren Sie es in 250 ml Wasser ein. Trinken Sie die Lösung und spülen Sie anschließend mit weiteren 250 ml reinem Wasser nach. Sollten Sie einen empfindlichen Verdauungstrakt haben, bieten sich stattdessen Flohsamenschalen an. Nehmen Sie zweimal täglich 60 Minuten vor einer Mahlzeit einen Teelöffel mit 200 ml Wasser zu sich und stellen Sie sicher, dass Sie genügend trinken über den Tag, da sonst der gegenteilige Effekt, in Form von Verstopfung, auftreten kann.

Um nun die Darmflora wieder aufzubauen, empfehlen sich bestimmte Präparate, welche dem Darm gesunde Bakterien zuführen. Dies geht von 4 Wochen bis hin zu 12 Wochen. Mittlerweile gibt es auf dem Markt allerlei gute

Mittel, die den Darm wieder aufbauen und versorgen. Nebenbei können Sie die Flohsamenschalen auch ergänzend verwenden.

Weiterhin ist das Heilfasten durch seine positiven Erfolge sehr beliebt. Hier geht ebenfalls eine Darmentleerung dem Fasten voraus, einzig die Menge des Glaubersalzes (etwa 2 Esslöffel in 500 ml Wasser) wird angepasst, sodass die Darmentleerung besonders schnell eintritt. Heilfasten hat eine lange Tradition und sollte nicht mit Entbehrung oder Hungern gleichgesetzt werden. Es bedeutet einfach, eine Pause von fester Nahrung einzulegen und somit auch den ganzen Verdauungsorganen eine Auszeit zu gönnen. Schließlich müssen diese eine ganze Menge Energie aufwenden, um die Nahrung zu verarbeiten. Diese Energie kann beim Fasten zur Heilung und zur Entgiftung verwendet werden, denn es passiert währenddessen dennoch viel im Körper. Giftstoffe, die in Leber, Niere, Darm, Lungen, der Blase und den Nasennebenhöhlen gespeichert waren, können endlich freigesetzt und ausgeschwemmt werden.

Anleitung für das Heilfasten:

Um mit dem Heilfasten zu starten, gilt es, eine gute Vorbereitung zu treffen. Von einer normalen Ernährung direkt einzusteigen, wird nur negative Ergebnisse und vor allem negative Erlebnisse liefern, da es direkt zu intensiv werden könnte. Beginnen Sie demnach mit zwei oder drei Entlastungstagen, um den Körper einzustimmen. Vermeiden Sie an diesen Tagen Kaffee, Alkohol, Nikotin, Süßigkeiten, Fertiggerichte, stark verarbeitete Gerichte und tierische Produkte. Schauen Sie außerdem, dass Sie so wenig wie möglich Stress und Termine haben, um die Entlastung auch auf mentaler Ebene zu vollziehen. Essen Sie viel Obst und gedämpftes Gemüse, etwas Knäckebrot und Salate. Nach etwa drei Tagen können Sie starten. Empfohlen werden von der Ärztegesellschaft sieben bis zehn Tage. Sie dürfen aber auch hier wieder auf Ihren Körper hören, dieser teilt Ihnen mit, wann es genug ist. Nach dem Fasten fangen Sie langsam mit einer Aufbaukost an. Diese sollte im Idealfall vier Tage betragen, um das System wieder langsam hochzufahren. Verwenden Sie viel Frischkost, Vollgetreide, Obst und Salat.

Neben dem Heilfasten gibt es noch das Saftfasten. Hier wird die Nahrung in Form von frischen Säften aufgenommen und dem Körper eine ganze Reihe an Vitaminen, Mineralstoffen, Enzymen und Sauerstoff zugeführt. Die Billionen Zellen im Körper werden mit Rohmaterialien versorgt und können sich wieder aufbauen. Auch die Verdauungsorgane werden entlastet, da beim Entsaften die Pflanzenfasern entfernt werden. Erlaubt ist alles, was die Gemüse- und Obstwelt hergibt. Als Faustregel gilt allerdings ein Verhältnis von 3:1, also 3 Teile Gemüse auf einen Teil Obst.

Nachstehend finden Sie drei Saft-Rezepte:

Grüner Guru

Zutaten:
1-2 Brokkolistiele
4-5 Blätter Romanasalat oder anderen beliebigen Salat
2 große Gurken
4-5 Grünkohlblätter
4 Stangen Staudensellerie
1-2 Birnen

Wahlweise können noch Petersilie, Spinat oder Sprossen hinzugefügt werden. Nacheinander alles in den Entsafter geben und genießen.

Rote Power

Zutaten:
2 Äpfel
1 cm frischer Ingwer
1 Handvoll Cranberrys
4 Karotten
Saft einer Limette
1 Knolle rohe Rote Bete

Alles in den Entsafter geben und in den fertigen Saft noch einen Teelöffel Kokosöl einrühren.

Leuchtende Wiese

Zutaten:
Saft von 2 Limetten
½ frische Ananas
200 g Spinatblätter
2 Gurken
200 g Feldsalat

Alles in den Entsafter geben und genießen.

Vorgehen bei der Saftfasten-Kur:
Um Saft selbst herzustellen, ist ein Entsafter notwendig. Diesen gibt es bereits ab 30 Euro zu kaufen. Pro Tag werden drei Portionen mit jeweils 1,5 bis 2 Liter getrunken oder aber sechs Säfte mit jeweils 300 ml über den Tag verteilt. Dieses Handling obliegt Ihnen. Parallel dazu sollten Sie noch weitere 2 Liter reines Wasser dazu trinken.

LEBENSKRAFT

Die Lebenskraft, auch bekannt unter dem Wort Vitalität, vereint das allgemeine Wohlbefinden, die Lebendigkeit, die Kraft, sich dem Leben anzupassen, und die Lebensenergie. Haben wir genügend Vitalität, so stemmen wir Hürden und Prüfungen des Alltags, fehlt uns diese jedoch, können schon die kleinsten Herausforderungen uns das Leben schwer machen und nicht zuletzt zu Depressionen führen.

Es gibt unzählige Ansätze, die eigene Lebenskraft zu steigern und bestmöglich zu erreichen. Ein Punkt, der darunter fällt, ist die körperliche Aktivität, da Bewegung und Sport die Mitochondrien regenerieren und anregen, sich zu vermehren. 30 Minuten am Tag reichen völlig aus, dabei geht es vor allem darum, Koordination, Kraft und Gleichgewicht zu trainieren, und das bestenfalls an der frischen Luft mit viel Sauerstoff, denn dieser lässt das Stickstoffmonoxid sich nicht an die Mitochondrien binden. Eine Besserung des allgemeinen Befindens stellt sich, bei Bewegung in der Natur, schneller ein. Die Stresshormone werden gesenkt, der Geist kommt zur Ruhe und damit auch das Gedankenkarussell. Außerdem können chronische Entzündungen besänftigt werden, da durch Sport die T-Zellen ansteigen. Diese sind unsere Zellpolizei und dafür verantwortlich, von Krankheit befallene Zellen unschädlich zu machen.

Suchen Sie sich eine Sportart, die Ihnen Spaß und Freude macht, und achten Sie darauf, dass die Bewegung im mäßigen Bereich bleibt, denn Langlauf- oder Marathonläufe können die Mitochondrien noch mehr belasten und erst richtig in die Krankheit hineintreiben. Perfekt ist schnelles Gehen oder leichtes Joggen und bauen Sie zudem unbedingt Muskelbelastungen ein.

Falls eine Genickinstabilität herrscht, sollte diese besonders beachtet und mit gezielten Übungen gestärkt werden. Es macht durchaus Sinn, sich diese von einem Physiotherapeuten zeigen zu lassen, sodass die korrekte Ausführung gewährleistet ist. Regelmäßiges Training muss hinterher unbedingt eingehalten werden, um die Muskelkraft beizubehalten, denn wie bereits erwähnt, kann eine Mitochondriopathie auch durch Beschwerden und Probleme im Nackenbereich ausgelöst werden. Der Grund ist der, dass beispielsweise durch ein Traumata der nitrosative Stress, durch eine vermehrte Produktion von Stickstoffmonoxid, zunimmt und dieser wiederum die Mitochondrien schädigt.

Um die Lebenskraft zu stärken, eignen sich auch hervorragend **Vitalpilze** aus der Traditionellen Chinesischen Medizin. Zu diesen Pilzen gehören vor allem der Reishi, der Cordyceps und der Shiitake.

Der **Reishi** besitzt eine ganze Menge an positiven Eigenschaften. So ist er Balsam durch seine ausgleichende Wirkung für die Seele. Schlafprobleme werden gelindert und das allgemeine Stressempfinden wird gesenkt. Weiterhin stärkt er das Immunsystem, hemmt Entzündungen und gleicht das Hormonsystem aus.

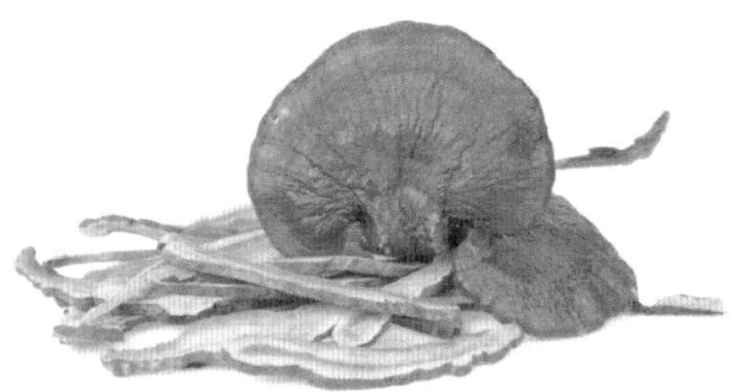

Der **Cordyceps** ist ein wahrer Kraft- und Vitalitätslieferant, denn er beeinflusst die Lebensenergie, auch genannt Qi, von Niere und Lunge. Auch unsere kleinen Kraftwerke profitieren sehr von diesem Heilpilz, da eine Einnahme die Leistungsfähigkeit steigert, vor allem die ATP-Produktion in der Leber kann um 50 % erhöht werden. In der Traditionellen Chinesischen Medizin ist er auch bekannt als Verjüngungsmittel, aufgrund seines positiven Einflusses auf den Stoffwechsel sowie die Gefäße.

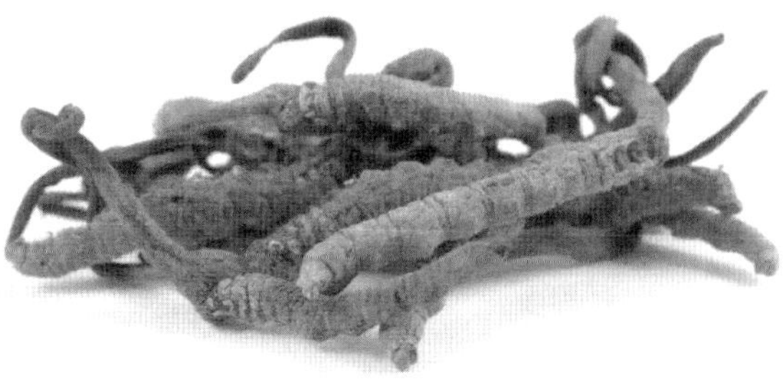

Der König der Pilze ist der **Shiitake,** denn seine Einsatzgebiete sind breit gefächert. So wird er in der Krebstherapie eingesetzt und wirkt zudem antiviral sowie antibakteriell. Des Weiteren bringt er die Lebensenergie wieder zum Fließen und stärkt den gesamten Körper.

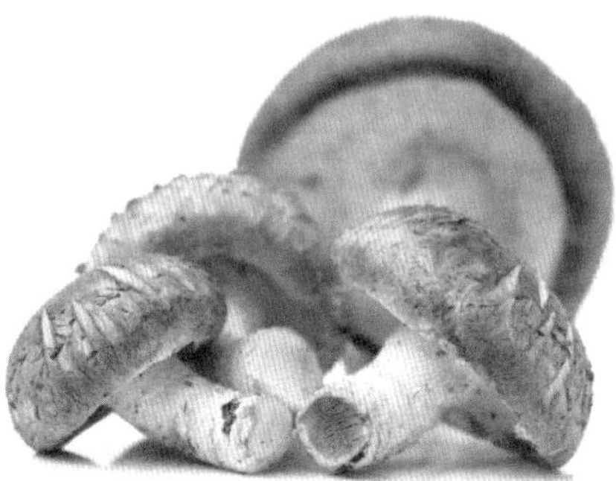

Weitere Tipps, um Ihre Vitalität zu stärken und aus der Frühjahrsmüdigkeit aufzuwachen, finden Sie hier:

- Schließen Sie Ihr Duschen mit Wechselduschen ab. Dafür duschen Sie sich zuerst mit kaltem Wasser, beginnend am rechten Fuß, ab, wechseln wieder zu warmem Wasser und beenden das Ganze mit kaltem Wasser. So wird die Durchblutung gefördert und der Kreislauf angeregt.
- Versuchen Sie, festen Schlaf- und Aufstehzeiten nachzugehen.
- Tanken Sie Sonne und füllen Sie Ihre Vitamin-D Speicher wieder auf. Die Konzentration wird erhöht und der Sauerstoff in Ihrem Blut steigt an. Personen, die empfindlich auf Sonnenstrahlen reagieren, sollten sich etwa 10 Minuten in der Mittagssonne aufhalten. Weniger empfindliche Personen dürfen sich durchaus 20 bis 40 Minuten sonnen. In dieser Zeit produziert der Körper bereits das Vitamin D. Zu empfehlen ist allerdings das Sonnenbaden am Vor- oder Nachmittag, da die UV-Belastung nicht ganz so stark ist.
- Essen Sie viel Obst, Gemüse und Blattsalate, diese liefern Ihnen viele Vitalstoffe. Die deutsche Ernährungsgesellschaft rät zu einem Verzehr von 250 g Obst, verteilt auf zwei Portionen am Tag, und 400 g Gemüse, verteilt auf drei Portionen am Tag.
- Vermeiden Sie möglichst Winterkost und schwere Gerichte.
- Saunieren Sie regelmäßig, das löst Entspannung aus und Ihr Körper wird zudem gestärkt.
- Fokussieren Sie sich täglich ein paar Minuten auf eine tiefe Bauchatmung und bringen Sie dadurch viel frischen Sauerstoff in Ihr System.
- Praktizieren Sie Yoga, dadurch bringen Sie Körper, Geist und Seele wieder ins Gleichgewicht und lassen Prana, die Lebensenergie, wieder fließen.

GESUND ALTERN

Gleich vorweg: Es handelt sich natürlich um keine Krankheit, wenn man altert. Es ist aber leider so, dass mit fortschreitendem Alter immer mehr Beschwerden und Probleme auftreten können, da die Aktivität der Zellen und der Mitochondrien immer weiter abschwächt. Umso wichtiger ist es, alles, so gut es möglich ist, zu unterstützen, um Krankheiten zu verhindern, abzuschwächen oder zu heilen. Warum es irgendwann nicht mehr zur Zellteilung kommt und die Prozesse des Älterwerdens sichtbar werden, liegt unter anderem an den Telomeren, also den Schutzkappen unserer Chromosomen. Diese sitzen an den Enden unserer Chromosomen und werden mit jeder Zellteilung immer ein Stück weit kürzer, bis die Telomere vollends aufgebraucht sind und es zu keiner Zellteilung mehr kommt. Schließlich stirbt die Zelle ab oder wechselt in einen teilungsunfähigen Alterszustand. Wir merken es durch Muskelschwäche, Gedächtnisstörungen und Herzschwäche, im ungünstigsten Fall kommt es zu Alzheimer, Krebs oder Autoimmunerkrankungen. Mit dieser Erkenntnis muss man sich aber nicht abfinden, denn ein bestimmtes Enzym, genannt Telomerase, kann die Telomere verlängern, was sehr wichtig ist, gerade dort, wo viele Zellteilungen stattfinden, wie beispielsweise bei den Stammzellen, aus denen die Blutzellen entwickelt werden. Aktivieren kann man die Telomerase durch regelmäßige körperliche Aktivität, Entspannung, Mikronährstoffe und Kurkuma. Ein weiterer Schutz bieten Proteine, diese sitzen auf den Telomeren und können Angriffe auf diese verhindern. Durch das Enzym Sirtuin werden die Proteine in ihrem Sitz gefestigt. Sirtuin lässt sich besonders durch eine kalorienarme Ernährung und durch Fasten aktivieren, ebenso durch Bewegung und einen niedrigen Insulinspiegel.
Weitere Tipps, um gesund das Alter zu bestreiten, sind:

- Bewegung und körperliche Aktivität
- nicht rauchen
- wenig Alkohol trinken
- viel frisches Gemüse und Obst
- den Körper im basischen Bereich halten
- genug Schlaf von 6 bis 8 Stunden
- regelmäßiges Entspannen
- viel Trinken
- Intervallfasten
- Das Trinken einer goldenen Milch

Rezept für die Zubereitung von goldener Milch:

Zutaten:
120 ml Wasser
1 Esslöffel hochwertiges Kurkumapulver
1 Teelöffel hochwertiges Kokosöl
1 Esslöffel Agavendicksaft
1 kleines Stück geriebener Ingwer
350 ml Mandelmilch oder Hafermilch
etwas Zimt
etwas Pfeffer

Zubereitung:

- Geben Sie das Wasser mit dem Kurkumapulver in einen Topf und erhitzen Sie alles.
- Fügen Sie nun den geriebenen Ingwer hinzu und rühren Sie so lange, bis eine Paste entsteht.
- Erhitzen Sie nun die Pflanzenmilch in einem Topf.
- Geben Sie die Kurkumapaste hinzu und vermischen Sie alles miteinander.
- Alle restlichen Zutaten in den Topf geben und 2 Minuten unter Rühren köcheln lassen.
- Goldene Milch in eine Tasse gießen und genießen.

SEXUALITÄT

Fehlt es dem Körper an Energie und sind die Mitochondrien erschöpft, zeigt sich das auch an einer mangelnden Sexualität und einer schwachen Libido. Einige Wissenschaftler gehen zwar davon aus, dass sich der Sexualtrieb evolutionär durchgesetzt hat, da durch den Geschlechtsakt die Mitochondrien beziehungsweise DNA-Schäden repariert werden können, allerdings gehören zu diesem Akt auch Lust und Leidenschaft. Wie diese wieder gesteigert werden können, erfahren Sie jetzt.

Dass die Libido abnimmt, hängt heutzutage von vielen Faktoren ab. So gehören psychischer Stress und alltägliche Belastungen wohl zu den Hauptgründen, aber auch chemische Belastungen, Umweltgifte und Pestizide tragen einen erheblichen Teil dazu bei. Nicht zuletzt können auch Milchprodukte dazu führen, dass die Lust hormonbedingt abschwächt. Wie bereits im Kapitel **5.3. Pflanzenbasierte Ernährung** erwähnt, verfügt Kuhmilch über eine große Menge an unnatürlichen Östrogenen, was den natürlichen Haushalt an Testosteron und Östrogen bei Frau und Mann beeinflusst.

Weiterhin können Elektrosmog, zu viel Zucker und Übergewicht die Lust hemmen. Da letztendlich alles miteinander zusammenhängt, ist eine Mitochondrientherapie das Mittel der Wahl, um die Sexualität zu steigern und die Leidenschaft anzufeuern. Eine Ausleitung der Schwermetalle, die Umstellung auf eine gesunde, pflanzenbasierte Ernährung, eine Psychohygiene und eine allgemein gesündere Lebensweise sind der beste Weg, um wieder Spaß und Lust ins Schlafzimmer zu bringen.

Außerdem bieten sich bestimmte Transformer an, um die Elektrosmog-Belastung zu reduzieren. Diese Transformer werden ans Stromnetz im eigenen Haus oder in der Wohnung angebracht und neutralisieren die schädliche Strahlung, sodass keine Zell- und DNA-Schäden verursacht werden. Weiterhin gibt es sie für Handys, Autos, das Wasser und sogar als Armband für den Körper.

Es gibt jedoch auch bestimmte Nahrungsmittel, welchen eine libidosteigernde Wirkung nachgesagt wird – die besten und weitere Anregungen sind folgende:

- Der Vitalpilz Cordyceps steigert nicht nur die Libido, sondern auch die Potenz. In einer Studie konnten Männer und Frauen eine gesteigerte Lust um fast 90 % erreichen.
- Capsaicin aus der Chili lässt das Feuer wieder brennen.
- Die Aminosäure Arginin ist besonders für Männer ein sehr gutes Mittel. Die Einnahme über mehrere Wochen von 5 g pro Tag sollte jedoch eingehalten werden.
- Die Knolle Maca wurde schon damals von den Inkas als Libidomittel genommen. Wissenschaftlich wurde die Wirkung mittlerweile bestätigt.

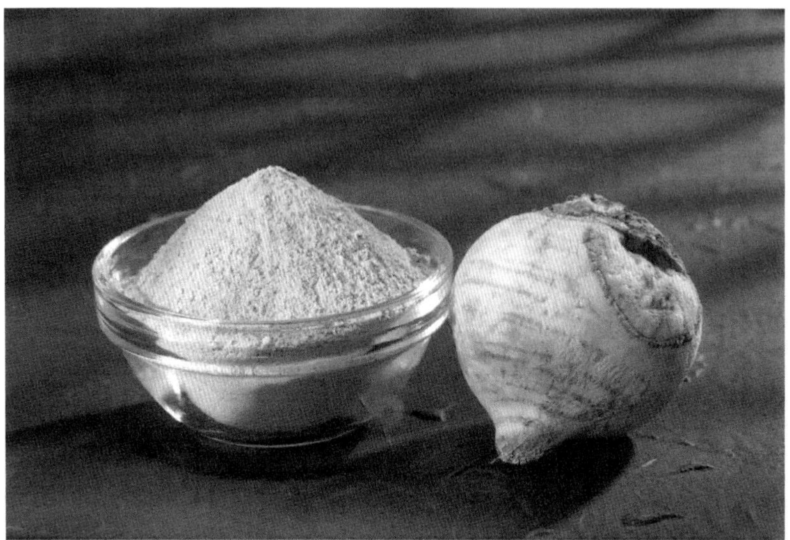

- Granatapfel gilt als Booster für Testosteron.
- Artischocken sorgen für mehr Östrogen.
- Erdbeeren bewirken mehr Testosteron.
- Treiben Sie Sport. Durch die Bewegung und die Aktivität wird Testosteron ausgeschüttet.
- Sorgen Sie für einen gesunden Schlafrhythmus.
- Verhelfen Sie sich mit der Sonne zu mehr Vitamin D, dieses wirkt sich auf die Steigerung der Sexualhormone aus.
- Meiden Sie den starken Konsum von Cola, Fast Food, Nikotin, Alkohol, Schokolade und Zucker. All diese Faktoren senken den Testosteronspiegel.
- Ingwer dient als natürliches Aphrodisiakum, ebenso Honig, Spargel, Avocado und Kürbiskerne.

Organe

Die Schutzschicht des **Atmungstrakts** ist ausgekleidet mit einem sehr hohen Anteil an fettigen Substanzen, Proteinen und den Stoffen Lecithin und Chondroitin. Mangelt es jedoch an den letzten beiden Stoffen, wird die Aufnahme des Sauerstoffs über die Lunge behindert, und wir wissen: Ohne Sauerstoff gibt es keine Verbrennungen im Körper. Bei einem erhöhten Wert an Stickstoffmonoxid, durch nitrosativen Stress, werden allerdings, gemeinsam mit Sauerstoff, die Proteine in der Schutzschicht angegriffen, was wiederum die Mitochondrien in den Schleimhautzellen schädigt. Es kommt daher immer mehr zum Verlust der bronchialen Schutzschicht, Asthma sowie eine chronisch-obstruktive Bronchitis (COPD) können daraus entstehen. Diese beiden Erkrankungen schicken Entzündungsbotenstoffe durch den Körper und Begleiterkrankungen treten auf, wie eine verminderte Sauerstoffversorgung des Herzens, Herzschwäche, Diabetes Typ 2, Gelenkschmerzen und Apnoe. Zusammen mit COPD lässt es auf eine Mitochondriopathie schließen. Patienten, die an COPD leiden, atmen hohe Konzentrationen von Stickstoffmonoxid aus und dieser nitrosative Stress hemmt die Energiebildung der Mitochondrien.

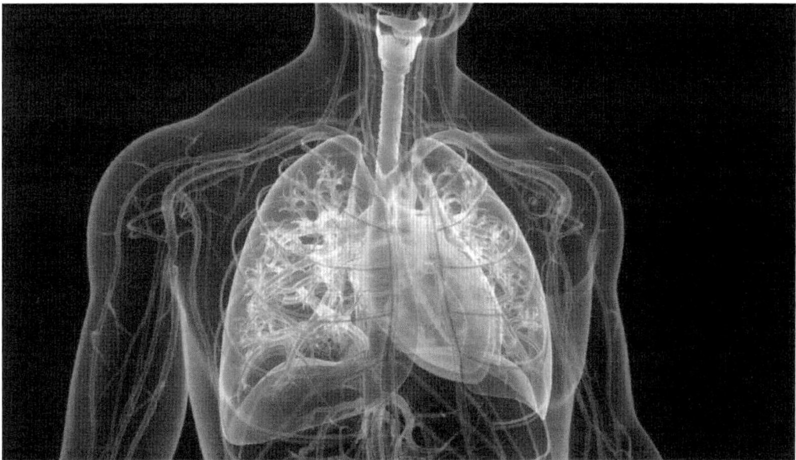

Als Behandlungsansatz ist die körperliche Aktivität wichtig, ebenso eine Therapie mit folgenden Nährstoffen:

- 2000-4000 IE (internationale Einheiten) Vitamin D
- 5000-10000 IE Vitamin A
- 100 IE Vitamin E
- 500 mg Taurin
- 1-1,5 g Lecithin pro Tag

Vermieden werden sollten zudem jegliche Formen von Feinstaubbelastungen und Sprays, wie Wohnraumzerstäuber, Autoabgase, Tonerstäube und Lösemittel.

Die Mitochondrien liefern bis zu 36 % des Herzgewichtes. Ist im Körper zu viel Stickstoffmonoxid, können die Mitochondrien des Herzens nur wenig Energie produzieren, daraus folgt, dass sich die Herzfrequenz erhöht, da es zu einer Pumpschwäche kommt, weil ein Kalium- und Magnesiumverlust in den Zellen voranging. Im EKG zeigt sich dies durch eine verlängerte QTc-Zeit (De- und Repolarisation der Herzkammern – sie gibt somit an, wie lange ein bestimmter Abschnitt in einer EKG-Kurve dauert). Ist dies der Fall, kann mit je 300 mg Magnesium und Kalium morgens und abends Abhilfe geschafft werden.

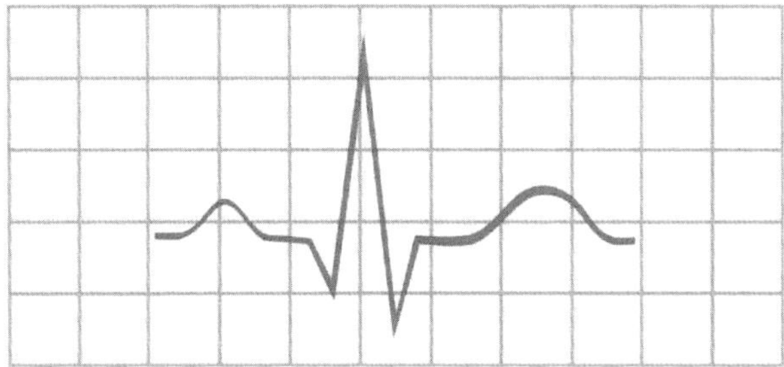

Nieren haben eine hohe Dichte an Mitochondrien, durch den vielen Energieverbrauch, sei es beim Entgiften, der Regulation des Säure-Basen-Haushalts oder der Blut-Filterleistung. Sollte es jedoch zu einer beginnenden Niereninsuffizienz kommen, müssen ursächliche Erkrankungen, wie etwa Diabetes (Reduzierung von Kohlenhydraten und Zucker, eine LOGI-Kost) oder Bluthochdruck, behandelt werden. Auch auf eine optimale Sauerstoffzufuhr und eine Reduzierung an Eiweißen und Aminosäuren von 0,5 g pro Kilogramm Körpergewicht ist zu achten. Des Weiteren können noch alle B-Vitamine nach empfohlener Tagesdosis sowie 1 g Carnitin pro Tag und 3 mg Coenzym Q10 pro Kilogramm Körpergewicht eingenommen werden.

Wiederkehrende Blasenentzündungen gehen ebenfalls mit einer Mitochondriopathie einher. Schuld hat auch in diesem Fall zu viel Stickstoffmonoxid. Die Nerven werden gereizt und die Schleimhaut der Blase wird angegriffen. Bei diesen Beschwerden hilft eine Minderung von Kohlenhydraten und Zucker. Zusätzlich wird die Einnahme folgender Nährstoffe empfohlen:

- **500 ug Vitamin B12 zur Nacht, gemeinsam mit 2,5 mg Biotin**
- **400 ug Folsäure**

Weiterhin kann bei einer Reizblase 3 x 250 mg Chondroitin täglich eingenommen werden.

HAUT

Wer kennt sie nicht, die Muttermale, die ganz besonders im Sommer häufig zu beobachten sind und in vielen verschiedenen Größen auf der Haut des Menschen auftauchen. Vor allem nach exzessivem Sonnenbaden, aber auch nach einer Antibiotikaeinnahme und nach Grippeerkrankungen nimmt die Anzahl der Muttermale zu. Sie entstehen, wenn sich an einer bestimmten Stelle besonders viele Zellen ansammeln, welche pigmentbildend sind. Unser braunes Hautpigment Melanin nimmt UV-Licht als Energie auf, wandelt es um und strahlt es als Wärme wieder ab. Melanin schützt vor freien Radikalen und kann radikalbildende Medikamente binden. Jedoch ist die Kapazität der Energiespeicherung begrenzt, denn sobald es zu einer Überlastung kommt, speichert Melanin die Energie, ähnlich wie eine Batterie, und erzeugt dadurch freie Radikale. Da es dadurch zu weiteren Bildungen von Muttermalen kommt, ist eine große Ausprägung ein Indiz dafür, dass im Körper nitrosativer Stress herrscht. Es ist in diesem Fall anzuraten, dass Dinge wie Fast Food, Alkohol, Zigaretten, Kaffee, nitratreiche Lebensmittel, Grillen und scharfes Anbraten sowie langes Sonnenbaden stark eingeschränkt werden sollten. Beobachten Sie immer wieder, ob sich viele neue Muttermale bilden, und passen Sie Ihren Lebens- und Ernährungsstil daran an.

Die Hauterkrankung Psoriasis (Schuppenflechte) lässt ebenfalls auf eine Schädigung der Mitochondrien schließen. Begleitet wird diese meist durch andere Krankheiten, wie Depressionen, Diabetes, Erschöpfung, Bluthochdruck und rheumatoide Arthritis, welche alle Mitochondriopathien sind. Wenn Sie an Psoriasis leiden, helfen sogenannte TNF-alpha-Blocker. Entzündungen werden gehemmt, Symptome schwächen ab und die Wirkung ist mehrere Monate vorhanden. Sobald die Blocker jedoch abgesetzt werden, kommen die Symptome zurück. Das zeigt, dass die Ursache der Entzündung unbeeinflusst blieb und rein symptomatisch behandelt wurde. Besser und ganz ohne Nebenwirkungen sind hingegen Fastenkuren und eine kalorien- und kohlenhydratarme Ernährung, da entsprechende Nahrungsmittel bei hohem Verzehr oftmals neue Entzündungsschübe auslösen können. Reduzieren Sie ebenso Milchprodukte, diese fördern neue Entzündungen stark, dies macht sich vor allem im Gesicht mit Unreinheiten bemerkbar. Achten Sie daher auf eine Ernährung, in der Sie die Kohlenhydrate über Gemüse aufnehmen, und stellen Sie außerdem eine ausreichende Zufuhr an mehrfach gesättigten Fettsäuren sicher.

Die Mitochondrien haben demnach einen großen Einfluss auf die Haut und die Hautalterung. Sobald wir mit der Mitochondrientherapie beginnen, lässt sich dies schnell an unserem Hautbild erkennen. Unterstützend sind in jedem Fall die Einnahme von Q10 sowie eine ausgewogene Ernährung, Sport und Bewegung und auch Hautcremes mit den Wirkstoffen Q10, Vitamin A, C und E.

Bonus: Mitochondrientherapie Homemade

In 4 Wochen den Körper transformieren

Hier finden Sie einen QR-Code zum Scannen zu allen geführten Meditationen als Audio-Guide:

https://bit.ly/3mNSBrZ

Für eine optimale Homemade-Therapie ist eine gute Vorbereitung der erste wesentliche Schritt, um gut gerüstet das Programm zu starten.

Das benötigen Sie für den Start:
pH-Stäbchen
einen Irrigator oder Glaubersalz
Flohsamenschalen
Zeolithpulver
Basensalz und Basentee
hochwertiges, natives Kokosöl
einen Zungenreiniger
ein gutes Darmaufbaupräparat (erhältlich im Internet und in einer Apotheke)
Nukleotidpräparat (dieses finden Sie im Internet oder in der Apotheke)

Bauen Sie folgende Dinge als feste Rituale in Ihren Alltag ein:

- Morgens nach dem Aufstehen Reinigung der Zunge und anschließend 20 Minuten Ölziehen (Sie können währenddessen Ihr Gesicht waschen und sich anziehen). Die Anleitung finden Sie in Kapitel **Darmökologie und Regeneration**.
- Trinken Sie ein warmes Glas Wasser mit einer ausgepressten Zitrone und einer Prise Cayennepfeffer.
- Testen Sie dreimal am Tag mittels der pH-Stäbchen Ihren Urin und notieren Sie sich den Wert. Auf der Verpackung ist auch eine Skala abgebildet, von welcher Sie entnehmen können, was der Wert über Ihren Säure-Basen-Haushalt aussagt.
- Fokussieren Sie sich mindestens einmal am Tag bewusst auf Ihre Atmung. Verwenden Sie gerne die 4-7-8-Atmung oder die Wechselatmung. Die Anleitungen beider finden Sie im Kapitel **Dimensionen der Mitochondrientherapie**.
- Lassen Sie Ihren Tag abends Revue passieren und schreiben Sie sich auf, wofür Sie dankbar sind. Nehmen Sie gerne hierzu die unten entworfene Vorlage.
- Nehmen Sie Ihr Nukleotidpräparat, wie auf der Packungsbeilage empfohlen, ein.
- Trinken Sie jeden Tag einen Shake mit Flohsamenschalen und Zeolithpulver, wie in Kapitel **Dimensionen der Mitochondrientherapie** beschrieben.

Tipp:
Starten Sie gerne an einem Montag, so können Sie samstags eine Einkaufsliste schreiben und bereits alles, bis auf die frischen Zutaten, für Ihre kommende Woche einkaufen.

Woche 1

Tag 1

Frühstück:
Grüner Powersaft

Zutaten:
1 Gurke
2 Blätter Grünkohl
4 Blätter Romanasalat
2 Stangen Staudensellerie
1 Brokkoli
1 Birne
1 kleines Stück Ingwer

Zubereitung:
Alles nacheinander in den Entsafter geben.

Mittagessen:
Kohl-Hanf-Salat

Zutaten:
400 g gehobelter Grün- oder Rotkohl
1 Esslöffel Hanf- oder Sesamsamen
1 Esslöffel Hanföl
1 Esslöffel Olivenöl
1 Esslöffel Zitronensaft
30 g gehackter Koriander
1 Teelöffel Meersalz
optional eine Prise Cayennepfeffer

Zubereitung:
Alle Zutaten miteinander vermengen und kurz ziehen lassen.

Snack:
Eine Handvoll Nüsse

Abendessen:
Thai-Gemüse mit Erdnusssoße (die Mengenangaben beziehen sich auf eine doppelte Portion, so können Sie das Gericht am nächsten Tag zu Mittag essen)

Zutaten:
60 g Mandelmus
1 Teelöffel gehackter Ingwer
1 ½ Teelöffel Zitronensaft
1 Esslöffel Datteln, Rosinen oder Dörrpflaumen als Süßungsmittel
1 Knoblauchzehe

1 ½ Teelöffel Meersalz
40 ml Wasser
1 Zucchini, in Halbmonde geschnitten
1 Karotte, in feine Streifen geschnitten
100 g Brokkoliröschen
100 g Zuckererbsen
50 g gehackter Koriander

Zubereitung:

• Die ersten sieben Zutaten der Zutatenliste pürieren, um die Soße herzustellen. In einer großen Schüssel das Gemüse mit der Soße gut vermengen. Auf einem mit Backpapier ausgelegten Backblech verteilen und im Backofen bei 105 Grad Ober-/Unterhitze 2 bis 3 Stunden dörren.

Starten Sie Ihren Tag im Bett mit der Morgenmeditation aus Kapitel Psychohygiene. Bewegen Sie Ihren Körper 30 Minuten an der frischen Luft.

Tag 2

Frühstück:

Leinsamen-Pudding mit Heidelbeerpüree

Zutaten:
1 Birne, klein geschnitten
3 Esslöffel geschrotete Leinsamen
3 Esslöffel Chiasamen
200 ml Mandelmilch oder andere pflanzliche Milch
100 g Heidelbeeren
Mark einer Vanilleschote

Zubereitung:

• Die klein geschnittene Birne zusammen mit der Mandelmilch, den Leinsamen und den Chiasamen in einer Schüssel vermengen und 5 Minuten quellen lassen. In dieser Zeit die Heidelbeeren mit dem Vanillemark fein pürieren.

• Die pürierte Masse über den Pudding geben und nochmals 30 Minuten kalt stellen.

Mittagessen:

Thai-Gemüse mit Erdnusssoße (vom gestrigen Abendessen)

Snack:

Eine Handvoll Nüsse

Abendessen:
Möhrensuppe mit Orange (die Mengenangaben beziehen sich auf eine doppelte Portion, so können Sie das Gericht am nächsten Tag zu Mittag essen)

Zutaten:
1 Zwiebel
1 Knoblauchzehe
100 g Pastinaken
200 g Möhren
2 Stängel Thymian oder ½ Teelöffel getrockneter Thymian
1 Esslöffel Öl
1 Lorbeerblatt
750 ml Gemüsebrühe
½ Orange
125 ml Sahne
Salz, Chilipulver
1 Teelöffel Ahornsirup, alternativ Kürbiskernöl

Zubereitung:

- Zwiebeln, Knoblauch, Pastinake und Möhren waschen, schälen und klein schneiden. Öl in einem Topf erhitzen und Zwiebeln sowie Knoblauch darin anbraten.
- Pastinake, Thymian und Möhren hinzugeben und weitere 2 Minuten unter Rühren braten.
- Mit Gemüsebrühe ablöschen und gemeinsam mit dem Lorbeerblatt etwa 10 bis 15 Minuten bei geschlossenem Deckel köcheln lassen. Währenddessen von einer Orange die Hälfte der Schale abreiben und den Saft auspressen.
- Lorbeerblatt aus der Suppe entfernen, Orangenschale und den Saft sowie die Sahne zugeben und mit einem Pürierstab pürieren.
- Mit Salz und Chili abschmecken und mit einem Teelöffel Ahornsirup oder Kürbiskernöl die Suppe verfeinern.

Führen Sie 10 Minuten Yoga aus. Praktizieren Sie die Gute-Nacht-Meditation aus Kapitel Schlaf.

Tag 3

Frühstück:
Grüner Spinat-Smoothie

Zutaten:
1 Banane
1 Birne
150 g Spinatblätter
1 kleine Handvoll Löwenzahnblätter oder Rucola
250 ml Wasser
½ Teelöffel Spirulinapulver

Zubereitung:
Banane schälen und das Kerngehäuse der Birne entfernen. Beides in kleine Stücke schneiden.
Alle Zutaten in einen Mixer geben und den Smoothie cremig pürieren.

Mittagessen:
Möhrensuppe mit Orange (vom gestrigen Abendessen)

Snack:
Eine Handvoll Nüsse

Abendessen:
Mediterraner Gemüseauflauf (die Mengenangaben beziehen sich auf eine doppelte Portion, so können Sie das Gericht am nächsten Tag zu Mittag essen)

Zutaten:
3 große festkochende Kartoffeln
2 Karotten
2 Zucchini
1 rote Paprika
300 g Tomaten
½ Bund Frühlingszwiebeln
½ Glas getrocknete Tomaten in Öl
2 Esslöffel schwarze Oliven
2 Zweige Rosmarin
75 g Frischkäse
75 g Naturjoghurt
1 Teelöffel Olivenöl
100 g Mozzarella

Zubereitung:

- Das Gemüse waschen und fein würfeln.
- Den Ofen auf 200 Grad Ober-/Unterhitze vorheizen, währenddessen die Karotten und die Kartoffeln in Salzwasser etwa 10 Minuten bissfest garen, dann abgießen.
- Die getrockneten Tomaten abtropfen und fein hacken.
- Die Oliven halbieren und die Nadeln des Rosmarins abzupfen.
- Die getrockneten Tomaten, die Oliven und die Rosmarinnadeln gemeinsam mit dem Frischkäse und dem Joghurt in einer Schüssel vermengen.
- Das Gemüse hinzugeben, vermischen und mit Salz und Pfeffer abschmecken.
- Alles in eine Auflaufform geben und abgedeckt auf mittlerer Schiene im Ofen etwa 15 Minuten backen.
- Inzwischen den Mozzarella in kleine Stücke zupfen und nach den 15 Minuten auf dem Auflauf verteilen. Weitere 10 Minuten backen.

Gönnen Sie sich heute einmal bewusst eine Auszeit. Setzen Sie sich in die Sonne oder lesen Sie ein Buch. Bringen Sie sich bewusst in den gegenwärtigen Moment.

Tag 4

Frühstück:
Cremiger Shake mit Haferflocken

Zutaten:
2 Esslöffel Walnüsse
100 g Himbeeren
1 Banane
1 Prise Zimt
1 Esslöffel Haferflocken
300 ml pflanzliche Milch

Zubereitung:

- Die Walnüsse in einer Schüssel mit Wasser über Nacht einweichen lassen und am nächsten Morgen abgießen.
- Die Banane schälen und in kleine Stücke schneiden.
- Alle Zutaten in einen Mixer geben und cremig zu einem Shake pürieren.

Mittagessen:
Mediterraner Gemüseauflauf (vom gestrigen Abendessen)

Snack:
Eine Handvoll Nüsse

Abendessen:
Ratatouille mit Kartoffeln (die Mengenangaben beziehen sich auf eine doppelte Portion, so können Sie das Gericht am nächsten Tag zu Mittag essen)

Zutaten:
700 g Tomaten
400 g Auberginen
300 g Zucchini
300 g Paprika
300 g Kartoffeln
2 Zwiebeln
2 Knoblauchzehen
5 Stängel Thymian
4 Zweige Rosmarin
3 Esslöffel Olivenöl
Salz und Pfeffer
50 g Pinienkerne

Zubereitung:

- Die ersten vier Zutaten der Liste waschen und in kleine Würfel schneiden. Thymian und Rosmarin waschen und fein hacken.
- Zwiebeln und Knoblauch schälen und ebenfalls fein hacken.
- 2 Esslöffel Olivenöl in einer Pfanne erhitzen und den Knoblauch und die Zwiebeln auf mittlerer Stufe 2 bis 3 Minuten glasig dünsten. Kartoffeln hinzugeben und nach 5 Minuten Tomaten und Paprika dazu geben. Alles zusammen weitere 5 Minuten köcheln lassen. Die Aubergine, die Zucchini, die Kräuter, Salz und Pfeffer und das restliche Öl hinzufügen und bei geschlossenem Deckel etwa 10 Minuten köcheln lassen. Gelegentlich umrühren. Währenddessen die Pinienkerne ohne Fett in einer Pfanne rösten, bis diese leicht braun sind. Aus der Pfanne nehmen und über das Ratatouille streuen.

Praktizieren Sie die Morgenmeditation aus Kapitel Psychohygiene. Gehen Sie 20 Minuten spazieren und atmen Sie bewusst tief ein und aus.

Tag 5 **Frühstück:**
Wildkräutersmoothie

Zutaten:
1 Handvoll Wildkräuter (Sauerampfer, Wegerich, Brennnessel, Feldsalat, Erdbeerblätter)
1 Birne
1 Mango
200 ml Apfelsaft
½ Teelöffel Spirulinapulver

Zubereitung:

- Die Wildkräuter waschen. Birne entkernen, Mango schälen und Fruchtfleisch vom Stein schneiden. Beides klein würfeln.
- Alle Zutaten in einen Mixer geben und cremig pürieren.

Mittagessen:
Ratatouille mit Kartoffeln (vom gestrigen Abendessen)

Snack:
Eine Handvoll Nüsse

Abendessen:
Zucchininudeln mit Garnelen (die Mengenangaben beziehen sich auf eine doppelte Portion, so können Sie das Gericht am nächsten Tag zu Mittag essen)

Zutaten:
4 Esslöffel Pinienkerne
8 Zucchini
3 Knoblauchzehen
½ Zitrone
150 g Kirschtomaten
5 Esslöffel Olivenöl
200 g Garnelen
Salz und Pfeffer

Zubereitung:

- Die Pinienkerne in einer Pfanne ohne Fett rösten, bis diese leicht braun sind.
- Die Zucchini waschen und mit einem Spiralschneider zu Spaghetti schneiden.
- Knoblauch schälen und in dünne Streifen schneiden.

- Die Schale der Zitrone abreiben und den Saft auspressen.
- Die Tomaten waschen und halbieren.
- Das Öl in einer Pfanne erhitzen und den Knoblauch darin dünsten.
- Die Garnelen hinzugeben und kurz mit anbraten. Sobald die Garnelen rosa sind, die Zucchininudeln zufügen und weitere 3 bis 5 Minuten dünsten.
- Zitronenschale und -saft zusammen mit den Tomaten untermengen und mit Salz und Pfeffer abschmecken.
- Mit den Pinienkernen bestreuen und servieren.

Bereiten Sie heute Abend, als Abschluss des Tages, eine Goldene Milch zu. Die Anleitung finden Sie in Kapitel Gesund altern.

Tag 6

Frühstück:
Melonen-Gurken-Salat

Zutaten:
je 200 g Honigmelone, Galiamelone und Wassermelone
1 Salatgurke
1 Esslöffel Limettensaft
1 Teelöffel Leinöl

Zubereitung:
- Die Melonen und die Gurke schälen und in Würfel schneiden.
- Alle Zutaten der Liste in einer Schüssel vermengen.

Mittagessen:
Zucchininudeln mit Garnelen (vom gestrigen Abendessen)

Snack:
Eine Handvoll Nüsse

Abendessen:
Bunter Salat mit Hanfsamen

Zutaten:
1 Bund Kräuter nach Wahl
1 Orange
1 Zitrone
75 ml Olivenöl
½ Brokkoli

2 Karotten
1 Birne
1 kleine Paprika
50 g frische Mungobohnensprossen
75 g geschälte Hanfsamen (alternativ Sonnenblumenkerne oder Sesamsamen)

Zubereitung:

- Die Kräuter waschen, trocken schütteln und fein hacken.
- Die Orange und die Zitrone auspressen und zusammen mit den Kräutern und dem Olivenöl zu einem Dressing verrühren. Mit Pfeffer abschmecken.
- Den Brokkoli in Röschen teilen und im kochenden Salzwasser etwa 2 Minuten blanchieren. Direkt danach abschrecken und mit der Marinade vermischen.
- Die Karotten schälen und schräg in dünne Scheiben schneiden.
- Die Birne waschen, das Kerngehäuse entfernen und in kleine Stücke schneiden.
- Die Paprika waschen und in feine Streifen schneiden.
- Die Mungobohnensprossen abspülen und abtropfen lassen.
- Alle Zutaten mit dem Brokkoli vermengen und im Kühlschrank etwa 1 Stunde vor dem Servieren ziehen lassen.

Bewegen Sie sich heute 20 bis 30 Minuten an der frischen Luft oder tanzen Sie durch Ihre Wohnung mit Ihrem Lieblingssong.

Tag 7 Heute ist ein Saftfastentag. Nehmen Sie hierzu die drei Saftrezepte Grüner Guru, Rote Power und Leuchtende Wiese aus Kapitel Darmökologie und Regeneration und trinken Sie morgens, mittags und abends einen Saft. Wählen Sie einen dieser Säfte aus und bereiten Sie diesen für Ihr Mittagessen am nächsten Tag zu. Denken Sie daran, auch über den Tag verteilt mindestens 1,5 Liter Wasser zu trinken.

Gönnen Sie sich heute ein Basenbad oder zumindest ein Basenfußbad.

Vermeiden Sie heute Stress, Hektik und Termine, sondern gehen Sie stattdessen 30 Minuten an die frische Luft und bewegen Sie sich sanft.

Trinken Sie einen basischen Tee.

Machen Sie gerne auch die Meditation aus Kapitel Dimensionen der Mitochondrientherapie.

Tag 8 **Frühstück:**

Obstsalat mit Keimen und Ölen (Portion für die nächsten drei Tage)

Zutaten:

500 g Erdbeeren
1 Mango
1 Apfel
200 g Heidelbeeren
1 Orange
300 g Trauben, kernlos
1 Teelöffel Weizenkeime
1 Teelöffel Erdmandelflocken
1 Esslöffel Walnussöl
1 Esslöffel Leinöl
1 Esslöffel Limettensaft

Zubereitung:

- Obst waschen und alles in kleine Stücke schneiden.
- Mit dem Limettensaft beträufeln und im Kühlschrank aufbewahren.
- Etwas Obstsalat in einer Müslischüssel mit den Ölen sowie den Erdmandelflocken und den Weizenkeimen vermischen und genießen.

Mittagessen:
Vorbereiteter Saft vom Vortag

Snack:
Eine Handvoll Nüsse

Abendessen:
Hirse-Taboulé mit Datteln (die Mengenangaben beziehen sich auf eine doppelte Portion, so können Sie das Gericht am nächsten Tag zu Mittag essen)

Zutaten:
300 g Hirse
600 ml Gemüsebrühe
1 Bund Petersilie
½ Bund Minze
2 rote Paprikaschoten
2 Tomaten
1 Salatgurke
1 rote Zwiebel
2 getrocknete Datteln
8 Esslöffel Olivenöl
2 bis 3 Esslöffel Zitronensaft
1 Messerspitze Kreuzkümmel
1 Messerspitze Kurkuma
2 Esslöffel Naturjoghurt

Zubereitung:

- Hirse waschen und abtropfen lassen. In einem Topf mit der Gemüsebrühe aufkochen und 7 Minuten, unter gelegentlichem Rühren, aufkochen lassen. Von der Herdplatte ziehen und mit Deckel weiter quellen lassen.
- Für das Dressing Olivenöl, Zitronensaft und die Gewürze miteinander vermischen.
- Petersilie und Minze waschen und fein hacken.
- Paprika, Tomaten und Gurken waschen und in Würfel schneiden.
- Die Zwiebel schälen und fein hacken.
- Die Datteln in dünne Streifen schneiden.
- Alles mit der Hirse vermischen und mit dem Dressing vermengen.

• Im Kühlschrank etwa 1 Stunde abgedeckt ziehen lassen und anschließend mit einem Esslöffel Joghurt servieren.

Praktizieren Sie heute eine kleine Runde Yoga.

Schließen Sie den Tag mit der Gute-Nacht-Meditation aus Kapitel Schlaf ab.

Tag 9

Frühstück:

Obstsalat mit Keimen und Ölen (zweite Portion vom Vortag)

Mittagessen:

Hirse-Taboulé mit Datteln (vom gestrigen Abendessen)

Snack:

Eine Handvoll Nüsse

Abendessen:

Parmesan Fainá mit Tomaten (die Mengenangaben beziehen sich auf eine doppelte Portion, so können Sie das Gericht am nächsten Tag zu Mittag essen)

Zutaten:

2 Zweige Oregano
250 g Kichererbsenmehl
Salz und Pfeffer
3 Esslöffel Olivenöl
2 Esslöffel geriebener Parmesan
3 große Tomaten
Öl für die Auflaufform

Zubereitung:

• Oregano waschen und trocken schütteln, Blättchen abzupfen und fein hacken.

• Das Kichererbsenmehl mit Salz und Pfeffer in einer Schüssel mischen und zuerst mit Wasser, dann nach und nach mit dem Öl, mithilfe eines Handrührgeräts, vermischen. Oregano und Parmesan zufügen und 1 Stunde ruhen lassen.

• Den Ofen auf 180 Grad Ober-/Unterhitze vorheizen und währenddessen die Tomaten in dünne Scheiben schneiden.

• Die Auflaufform mit etwas Öl bestreichen und den Teig hineingeben. Die Tomatenscheiben darauf verteilen und anschließend im Backofen etwa 30 Minuten backen.

Beginnen Sie den Tag mit der Morgenmeditation aus Kapitel Psychohygiene.

Bewegen Sie Ihren Körper 30 Minuten an der frischen Luft.

Tag 10 **Frühstück:**
Obstsalat mit Keimen und Ölen (dritte Portion vom Vortag)

Mittagessen:
Parmesan Fainá mit Tomaten (vom gestrigen Abendessen)

Snack:
Eine Handvoll Nüsse

Abendessen:
Gefüllte Papayaboote mit Kartoffelspalten

Zutaten:
125 g Kartoffeln
Olivenöl
Salz, Chilipulver
1 Papaya
1 Limette
3 Stängel Petersilie
40 g Heidelbeeren
25 g Räuchertofu
¼ Zwiebel
1 Teelöffel Rosinen
50 ml Kokosmilch

Zubereitung:
• Den Ofen auf 220 Grad Ober-/Unterhitze vorheizen.
• Die Kartoffeln waschen und in Spalten schneiden. In einer Schüssel mit 1 Esslöffel Olivenöl und etwas Salz vermischen und auf einem Backblech verteilen. Auf mittlerer Schiene etwa 30 Minuten backen.
• Die Papaya längs halbieren und entkernen. Etwa die Hälfte des Fruchtfleischs mit einem Löffel herauskratzen und fein würfeln.
• Limette auspressen und den Saft über das Fruchtfleisch geben.
• Petersilie waschen und fein hacken.
• Heidelbeeren waschen und halbieren.
• Tofu abtropfen lassen und sehr fein würfeln.

- Zwiebel schälen und fein hacken.
- 1 Esslöffel Olivenöl in einer Pfanne erhitzen und Tofuwürfel auf mittlerer Stufe etwa 10 Minuten kross anbraten.
- In einem weiteren Topf etwas Olivenöl erhitzen und Zwiebel darin glasig dünsten. Papayawürfel und Rosinen zugeben, mit Kokosmilch ablöschen und mit Chili und Salz abschmecken. Alles etwas köcheln lassen und anschließend mit Heidelbeeren und Petersilie vermengen.
- Die Papayahälften befüllen und mit den Tofuwürfeln bestreuen.
- Gemeinsam mit den Kartoffeln servieren.

Trinken Sie heute einen Basentee und nehmen Sie ein Basenbad oder Basenfußbad.

Tag 11 **1. Entlastungstag vor dem Heilfasten**

Frühstück:
Fruchtsmoothie mit Beeren

Zutaten:
1 Orange
1 Banane
100 g Beeren nach Wahl
200 ml Wasser

Zubereitung:
- Die Orangen und die Banane schälen und in kleine Stücke schneiden.
- Alle Zutaten in einen Mixer geben und fein pürieren.

Mittagessen:
Rohe Powersuppe

Zutaten:
1 rote Paprika
1 Avocado
450 g Blattsalat
1 Handvoll Grünkohl
1 Schalotte
1 Teelöffel Rotalge
Etwas Meersalz
1 gepresste Knoblauchzehe

1 Prise Cayennepfeffer
Frische Kräuter (Dill, Petersilie oder Basilikum)
Eventuell etwas Wasser

Zubereitung:
Alle Zutaten in ein Gefäß oder einen Standmixer geben und pürieren. Optional etwas Wasser hinzufügen, um die Suppe zu verdünnen.

Abendessen:
Grüner Salat mit Honig-Senf-Dressing

Zutaten:
200 g gemischter Salat nach Wahl
100 g Kirschtomaten
25 g Olivenöl
2 ½ Esslöffel Essig oder weißer Balsamico
½ Esslöffel Zitronensaft
½ Esslöffel Senf
½ Esslöffel Honig
Salz und Pfeffer

Zubereitung:
- Salat waschen und gut abtropfen lassen.
- Kirschtomaten waschen und halbieren.
- Alle weiteren Zutaten der Liste miteinander vermischen und gemeinsam mit dem Salat und den Tomaten in einer Schüssel vermengen.

Trinken Sie einen basischen Tee am Abend.

Tag 12 2. Entlastungstag vor dem Heilfasten

Frühstück:
Erdmandelfrühstück

Zutaten:

35 g Erdmandelflocken
1 Apfel
1 Nektarine
1 Esslöffel Walnüsse
1 getrocknete Feige
1 Esslöffel Hanfsamen
200 ml Mandeldrink oder andere pflanzliche Milch

Zubereitung:

- Apfel und Nektarine waschen und klein würfeln.
- Nektarine und Walnüsse ebenfalls fein hacken.
- Alle Zutaten mischen und mit der Milch übergießen.

Mittagessen:
Rucolacremesuppe

Zutaten:

2 Kartoffeln
1 kleine Schalotte
1 kleine Knoblauchzehe
½ Esslöffel Öl
½ Liter Gemüsebrühe
50 ml pflanzliche Sahne
125 g Rucola
25 ml Buttermilch
etwas Parmesan
Salz und Pfeffer

Zubereitung:

- Kartoffeln schälen und mithilfe einer Reibe grob raspeln.
- Schalotte und Knoblauch schälen und fein hacken.
- Öl in einem Topf erhitzen und Knoblauch und Schalotte glasig dünsten. Die Kartoffel zugeben und kurze Zeit mitdünsten.
- Mit der Brühe und der Sahne ablöschen und bei mittlerer Hitze etwa 10 Minuten kochen lassen.

- Währenddessen Rucola waschen und fein hacken. Einige Blätter zum Garnieren beiseitelegen und den Rest zur Suppe geben. Kurz aufkochen lassen.
- Die Buttermilch hineingeben und mit einem Pürierstab pürieren.
- Mit Salz und Pfeffer abschmecken und mit geriebenem Parmesan sowie dem restlichen Rucola servieren.

Abendessen:
Gedünstetes Gemüse

Zutaten:
1 Schalotte
1 Zucchini
1 Paprika
1 Tomate
1 Esslöffel Öl
Salz, Pfeffer und Oregano

Zubereitung:
- Schalotte schälen und fein hacken.
- Gemüse waschen und in Würfel schneiden.
- Öl in einer Pfanne erhitzen und die Zwiebel 2 Minuten glasig andünsten.
- Gemüse hinzufügen und kurz mitbraten.
- Mit Salz, Pfeffer und Oregano würzen.

Trinken Sie einen basischen Tee am Abend.

Tag 13 **Das Heilfasten beginnt:**
Nach der Morgenroutine mit dem Ölziehen beginnen Sie mit dem Abführen, mittels Irrigator oder Glaubersalz, wie in Kapitel Darmökologie und Regeneration beschrieben.

- Nehmen Sie sich heute nichts vor und widmen Sie den Tag ganz Ihnen.
- Achten Sie auf eine Flüssigkeitszufuhr von mindestens 2 bis 3 Litern in Form von Wasser.
- Nehmen Sie ein Basenbad oder zumindest ein Basenfußbad.

Tag 14 **2. Fastentag**
Es ist Halbzeit Ihres Programms. Stellen Sie sich die Frage, was sich bisher alles verändert hat. Wie fühlen Sie sich?

- Achten Sie auf eine Flüssigkeitszufuhr von mindestens 2 bis 3 Litern täglich in Form von Wasser.
- Nehmen Sie ein Basenbad oder zumindest ein Basenfußbad.
- Planen Sie ein Date mit sich selbst. Anregungen finden Sie in Kapitel Psychohygiene.

Tag 15 **3. Fastentag**

- Achten Sie auf eine Flüssigkeitszufuhr von mindestens 2 bis 3 Litern täglich in Form von Wasser.
- Nehmen Sie ein Basenbad oder zumindest ein Basenfußbad.
- Praktizieren Sie die Meditation aus Kapitel Dimensionen von Mitochondrientherapie.

Tag 16 **4. Fastentag**

- Achten Sie auf eine Flüssigkeitszufuhr von mindestens 2 bis 3 Litern täglich in Form von Wasser.
- Nehmen Sie ein Basenbad oder zumindest ein Basenfußbad.
- Achten Sie heute besonders auf sich und Ihre Bedürfnisse, denn Sie leisten momentan sehr viel.
- Gehen Sie gerne spazieren.

Tag 17 **5. Fastentag**

- Achten Sie auf eine Flüssigkeitszufuhr von mindestens 2 bis 3 Litern täglich in Form von Wasser.
- Nehmen Sie ein Basenbad oder zumindest ein Basenfußbad.
- Machen Sie eine Runde Yoga oder bewegen Sie sich anderweitig 30 Minuten.

Tag 18 **6. Fastentag**

- Achten Sie auf eine Flüssigkeitszufuhr von mindestens 2 bis 3 Litern täglich in Form von Wasser.
- Nehmen Sie ein Basenbad oder zumindest ein Basenfußbad.
- Schließen Sie Ihren letzten Fastentag mit einem Schulterklopfer und einer wohltuenden Selbstliebemeditation aus dem Kapitel Psychohygiene ab.

Tag 19 **1. Aufbautag**

Frühstück:
1 Tasse Kräutertee oder Basentee

Später Vormittag:
1 Apfel
Achten Sie darauf, dass Sie gründlich und langsam kauen, um den Apfel gut einzuspeicheln.

Starten Sie Ihren Tag im Bett mit der Morgenmeditation aus Kapitel Psychohygiene.

Bewegen Sie Ihren Körper 30 Minuten an der frischen Luft.

Tag 20 **2. Aufbautag**

Frühstück:
1 Tasse Kräutertee oder Basentee

Früher Abend:
Avocado-Smoothie

Zutaten:
60 g getrocknete Datteln
1 Avocado
½ Limette
300 ml pflanzliche Milch
25 g Mandelkerne

Zubereitung:
- Avocadofleisch von Schale und Stein entfernen und in Stücke schneiden.
- Saft der halben Limette auspressen.
- Alle Zutaten aus der Liste in einen Mixer geben und fein pürieren.

Üben Sie heute eine Runde Yoga aus.
Praktizieren Sie die Gute-Nacht-Meditation aus dem Kapitel Schlaf.

Tag 21 **3. Aufbautag**

Frühstück:
1 Tasse Kräutertee oder Basentee

Mittagessen:
Naturjoghurt mit Leinöl und Beeren

Zutaten:
6 Esslöffel Naturjoghurt
1 Handvoll Beeren nach Wahl
1 Teelöffel Leinöl

Zubereitung:
- Alles in einer Müslischale vermischen und langsam essen.

Abendessen:
1 Apfel
Achten Sie darauf, dass Sie gründlich und langsam kauen, um den Apfel gut einzuspeicheln.

Gönnen Sie sich eine wohltuende Aromaöl- oder Klangschalenmassage bei einem Masseur in Ihrer Nähe.

Tag 22 **4. Aufbautag**

Frühstück:
Müsli mit Apfel und Birne

Zutaten:
10 g Ingwer
60 g zarte Haferflocken
1 Teelöffel Ahornsirup
1 kleiner Apfel, gewürfelt
1 kleine Birne, gewürfelt
200 ml pflanzliche Milch
Optional etwas Zimt

Zubereitung:
- Ingwer schälen und sehr fein reiben.
- In einem Topf die Milch erwärmen und die Haferflocken gemeinsam mit Ingwer, Ahornsirup und Zimt hinzugeben. Kurz erhitzen.

• Apfel- und Birnenwürfel in den Topf geben und optional etwas Zimt.

Mittagessen:

Radieschen-Kartoffel-Suppe

Zutaten:

½ Bund Radieschenblätter
½ Schalotte
1 Kartoffel, mehligkochend
1 Teelöffel Butter
200 ml Gemüsebrühe
¼ Zitrone
1 Esslöffel Sojacreme
Salz, Pfeffer und Muskatnuss

Zubereitung:

• Radieschenblätter waschen und grob zerhacken.

• Schalotte und Kartoffel schälen und würfeln.

• Butter in einem Topf erhitzen und die Radieschenblätter mit den Schalotten andünsten.

• Kartoffeln zugeben und mit Brühe ablöschen. Alles einmal aufkochen und anschließend mit Deckel 20 Minuten auf kleiner Stufe kochen lassen.

• Die Zitrone auspressen und Saft beiseitestellen.

• Die Suppe mit einem Stabmixer pürieren und die Sojacreme zugeben. Alles nochmals aufkochen lassen und mit Muskat, Zitronensaft, Salz und Pfeffer abschmecken.

Abendessen:

Gemüse-Tarte

Zutaten:

1 Rote Bete
1 Karotte
1 Pastinake
½ Steckrübe
3 Esslöffel Olivenöl
1 Esslöffel Ahornsirup
1 Packung Dinkelblätterteig
3 Stiele Thymian
3 Salbeiblätter
Salz und Pfeffer

Zubereitung:

- Gemüse putzen, schälen und in Scheiben (3 cm) schneiden. Mit Sirup und Öl auf einem Backblech vermischen und salzen sowie pfeffern.
- Bei 200 Grad Ober-/Unterhitze etwa 30 Minuten garen.
- Danach das Gemüse in eine gefettete Tarteform geben und den Blätterteig passend darüberlegen. Die Oberfläche mit einer Gabel mehrmals einstechen.
- Tarte etwa 20 Minuten im Ofen backen.
- Mit den Kräutern bestreut servieren.

Trinken Sie einen Basentee, während Ihre Füße ein entspannendes Basenfußbad nehmen.

Tag 23 **Frühstück:**

Obstsalat mit Keimen und Ölen (Portion für die nächsten drei Tage; Rezept von Tag 8)

Mittagessen:

Basische Avocadocreme mit Kartoffeln

Zutaten:

3 Kartoffeln
1 Avocado
Saft einer halben Zitrone
1 Prise Pfeffer und Salz

Zubereitung:

- Die Kartoffeln waschen und in Salzwasser weich kochen.
- Avocadofleisch mit einer Gabel zerdrücken und mit Zitronensaft sowie den Gewürzen vermischen.
- Die Kartoffeln halbieren und mit der Avocadocreme bestreichen.

Snack:

Eine Handvoll Nüsse

Abendessen:

Pesto-Polenta mit Pilzen und Spinat (die Mengenangaben beziehen sich auf eine doppelte Portion, so können Sie das Gericht am nächsten Tag zu Mittag essen)

Zutaten:

350 ml Gemüsebrühe
180 g Polenta (Maisgrieß)
100 g grünes Pesto
4 getrocknete Tomaten in Öl
Salz und Pfeffer
1 rote Zwiebel
1 Knoblauchzehe
200 g Spinat
4 Stängel Thymian
3 Esslöffel Olivenöl
4 große Champignons
½ Teelöffel Ahornsirup

Zubereitung:

- Gemüsebrühe in einem Topf zum Kochen bringen und Polenta darin aufkochen. Herd ausschalten und mit Deckel auf der warmen Herdplatte quellen lassen, dabei gelegentlich umrühren.
- Nach 20 Minuten das Pesto mit etwas Öl verdünnen und klein geschnittene, getrocknete Tomaten in die Polenta geben. Mit Salz und Pfeffer abschmecken.
- Zwiebel und Knoblauch schälen und fein hacken.
- Spinat abbrausen und trocken schütteln, danach in feine Streifen schneiden.
- Thymian waschen, trocken schütteln und Blättchen fein hacken.
- Ofen auf 160 Grad Ober-/Unterhitze vorheizen.
- In einer Pfanne 1 Esslöffel Olivenöl erhitzen und Zwiebeln sowie Knoblauch glasig dünsten. Spinat und Thymian zugeben und mit Salz und Pfeffer abschmecken.
- In eine gefettete Auflaufform die Hälfte der Polenta füllen und die Spinatmischung darauf verteilen. Restliche Polenta auf den Spinat geben, die Oberfläche glatt streichen und mit einem Esslöffel Olivenöl bestreichen.
- Polenta im Ofen 30 Minuten backen.
- Währenddessen die Pilze ohne Öl in einer Pfanne braten, bis die ausgetretene Flüssigkeit wieder verdampft ist, und mit dem letzten Esslöffel Olivenöl schwenken. Mit Ahornsirup abschmecken und zur Polenta servieren.

Planen Sie ein Date mit sich selbst. Ideen finden Sie im Kapitel Psychohygiene.

Tag 24 **Frühstück:**
Obstsalat mit Keimen und Ölen (zweite Portion vom Vortag)

Mittagessen:
Pesto-Polenta mit Pilzen und Spinat (vom gestrigen Abendessen)

Snack:
Eine Handvoll Nüsse

Abendessen:
Grüner Powersaft (die Mengenangaben beziehen sich auf eine doppelte Portion, so können Sie das Gericht am nächsten Tag zu Mittag essen)

Zutaten:
3 große Gurken
5 Stängel Grünkohl
5 Blätter Romanasalat
4 Stangen Staudensellerie
2 große Brokkolistiele
2 Birnen
2,5 cm Ingwer

Zubereitung:
- Alle Zutaten nacheinander in den Entsafter geben.

Beginnen Sie den Tag mit der Morgenmeditation aus dem Kapitel Psychohygiene.

Schließen Sie den Tag mit der Gute-Nacht-Meditation aus dem Kapitel Schlaf ab.

Tag 25 **Frühstück:**
Obstsalat mit Keimen und Ölen (dritte Portion von Tag 23)

Mittagessen:
Grüner Powersaft (vom gestrigen Abendessen)

Snack:
Eine Handvoll Nüsse

Abendessen:
Scampi-Kokos-Curry (die Mengenangaben beziehen sich auf eine doppelte Portion, so können Sie das Gericht am nächsten Tag zu Mittag essen)

Zutaten:
100 g Kirschtomaten
200 g Scampis
½ Chilischote
½ Esslöffel Öl
200 ml Kokosmilch
Saft einer halben Limette
2 Stängel Koriander
1 Teelöffel Curry
Salz

Zubereitung:

- Tomaten halbieren, Scampis abwaschen und trocken tupfen.
- Chili entkernen und klein hacken.
- Im Topf Chili und Curry andünsten und mit Kokosmilch und einem Esslöffel Wasser ablöschen.
- Tomaten und Scampis zugeben und etwa 5 Minuten köcheln lassen.
- In der Zeit Koriander in feine Streifen schneiden.
- Das Curry mit Limettensaft und Salz abschmecken und mit Koriander verzieren.
- Dazu schmeckt brauner Reis.

Schenken Sie sich heute eine Auszeit. Setzen Sie sich in die Sonne oder lesen Sie ein Buch. Hören Sie ganz auf sich und Ihre Bedürfnisse. Worauf haben Sie heute Lust?

Tag 26 Frühstück:

Apfel-Sprossen-Smoothie

Zutaten:

1 Apfel
1 kleiner Romanasalat
1 kleine Gurke
1 Teelöffel Kokosöl
100 g Brokkolisprossen
250 ml Wasser oder Kokosnusswasser
½ Teelöffel Spirulinapulver

Zubereitung:

Apfel waschen, Kerngehäuse entfernen und klein schneiden.
Gurke schälen und klein schneiden.
Alle Zutaten in einen Mixer geben und fein pürieren.

Mittagessen:

Scampi-Kokos-Curry (vom gestrigen Abendessen)

Snack:

Eine Handvoll Nüsse

Abendessen:

Quinoa-Salat (die Mengenangaben beziehen sich auf eine doppelte Portion, so können Sie das Gericht am nächsten Tag zu Mittag essen)

Zutaten:

100 g Quinoa
200 ml Wasser
½ rote Paprika
1 kleine Karotte
1 kleine Salatgurke
1 Frühlingszwiebel
15 g frischer Koriander
Saft einer Limette
1 ½ Esslöffel Fischsoße
2 ½ Esslöffel Olivenöl
½ Esslöffel Honig
1 Prise Salz
1 fein geschnittene Chilischote

Zubereitung:

- Quinoa in einem Sieb waschen und abtropfen. Mit 200 ml Wasser in einem Topf zum Kochen bringen und bei geringer Hitze quellen lassen, bis die Flüssigkeit aufgesaugt wurde.
- Dressing aus Limettensaft, Fischsoße, Honig, Salz, Chilischote und dem restlichen Olivenöl herstellen.
- Salatgurke und Karotte schälen und mit der Paprika fein würfeln.
- Frühlingszwiebel in Ringe schneiden und Koriander hacken.
- Quinoa, Gurke, Karotte, Paprika und Dressing vermischen und mit Frühlingszwiebeln und Koriander garnieren.

Bewegen Sie sich heute 30 Minuten an der frischen Luft.

Trinken Sie einen Basentee und nehmen Sie ein Basenbad oder Basenfußbad.

Tag 27 **Frühstück:**
Basisches Früchtchen

Zutaten:
1 Apfel
1 Banane
50 ml pflanzliche Milch
2 Esslöffel Erdmandelflocken
1 Handvoll Beeren nach Wahl

Zubereitung:

- Banane schälen und mit einer Gabel zerdrücken.
- Kerngehäuse des Apfels entfernen und raspeln.
- In einer Müslischale zuerst die Banane, dann den Apfel geben und mit der Milch sowie den Erdmandelflocken verrühren.
- Die Beeren verteilen und genießen.

Mittagessen:
Quinoa-Salat (vom gestrigen Abendessen)

Snack:
Eine Handvoll Nüsse

Abendessen:

Couscous-Buddha-Pfanne (die Mengenangaben beziehen sich auf eine doppelte Portion, so können Sie das Gericht am nächsten Tag zu Mittag essen)

Zutaten:

300 g Spitzkohl
½ Bund Karotten
100 g Couscous
75 g Crème fraîche mit Kräutern
1 Esslöffel Öl
½ Esslöffel Honig
Salz und Pfeffer

Zubereitung:

- Spitzkohl waschen und in Streifen schneiden.
- Karotten vom Grün entfernen (dieses im Kühlschrank aufbewahren für das Frühstück am nächsten Tag), schälen und schräg in dünne Scheiben schneiden.
- Öl in einer Pfanne erhitzen und die Karotten darin anbraten.
- Nach 7 Minuten Spitzkohl zugeben und weitere 3 Minuten braten. Mit Salz, Pfeffer und Honig würzen.
- Couscous mit ¼ Liter kochendem Wasser übergießen, mit Deckel etwa 5 Minuten aufquellen lassen und mit Salz würzen.
- Couscous mit dem Gemüse vermischen und mit Crème fraîche servieren.

Tanzen Sie durch Ihre Wohnung mit Ihrem Lieblingssong. Dies ist der vorletzte Tag Ihres Programms. Zelebrieren Sie sich.

Praktizieren Sie die Selbstliebemeditation aus dem Kapitel Psychohygiene.

Tag 28 **Frühstück:**
Guru-Smoothie

Zutaten:
1 Avocado
Karottengrün (vom Vortag)
1 kleine Gurke
150 ml Kokosnusswasser
1 Banane
½ Teelöffel Spirulinapulver

Zubereitung:
Avocadofleisch von Schale und Stein entfernen.
Gurke und Banane schälen und klein schneiden.
Alle Zutaten in einen Mixer geben und fein pürieren.

Mittagessen:
Couscous-Buddha-Pfanne (vom gestrigen Abendessen)

Snack:
Eine Handvoll Nüsse

Abendessen:
Barschfilet mit Dillkartoffeln

Zutaten:
200 g festkochende Kartoffeln
Saft einer Zitrone
100 g Barschfilet
1 kleine Schalotte
½ Bund Dill
75 g Kräuterseitlinge
Salz und Pfeffer
1 Esslöffel Öl

Zubereitung:

- Den Backofen auf 180 Grad Ober-/Unterhitze vorheizen.
- Die Kartoffeln in Wasser etwa 20 Minuten kochen, dann pellen und in Scheiben schneiden.
- Fischfilet waschen, trocken tupfen und auf eine Alufolie legen. Mit etwas Zitronensaft beträufeln, salzen und pfeffern.
- Schalotte schälen, in kleine Ringe schneiden und über den Barsch geben.

- Dill waschen, kleinschneiden und ebenfalls etwas auf dem Filet verteilen.
- Alufolie als Päckchen schließen und im Ofen 15 Minuten backen.
- In dieser Zeit die Kräuterseitlinge putzen und vierteln.
- Öl in einer Pfanne erhitzen und die Kartoffelscheiben darin bei mittlerer Hitze braten. Kräuterseitlinge zugeben und weitere 3 bis 4 Minuten mitbraten. Mit Salz, Pfeffer, dem restlichen Zitronensaft und Dill abschmecken.
- Fischfilet aus dem Ofen holen und mit Dillkartoffeln anrichten.

Nehmen Sie sich heute eine halbe Stunde Zeit und lassen Sie die vergangenen 4 Wochen Revue passieren. Schauen Sie sich Ihr Tagebuch an, welche Veränderungen konnten Sie feststellen und wie geht es Ihnen körperlich und geistig?

Seien Sie stolz auf sich und klopfen Sie sich auf die Schulter.

Beenden Sie den Tag mit einer Goldenen Milch aus dem Kapitel Gesund altern und viel Dankbarkeit für sich selbst, die Transformation und Ihr Wohlbefinden.

Gerne können Sie folgende Tagebuchvorlage verwenden, um Ihre Eindrücke, Erfolge und Gefühle festzuhalten und somit Veränderungen besser festzustellen.

Tag 1

Wie fühle ich mich heute?	Was war heute besonders gut?	Wie fit war ich heute Morgen?	Mein heutiges Erfolgserlebnis	Wofür bin ich heute dankbar?

Tag 2

Wie fühle ich mich heute?	Was war heute besonders gut?	Wie fit war ich heute Morgen?	Mein heutiges Erfolgserlebnis	Wofür bin ich heute dankbar?

Tag 3

Wie fühle ich mich heute?	Was war heute besonders gut?	Wie fit war ich heute Morgen?	Mein heutiges Erfolgserlebnis	Wofür bin ich heute dankbar?

Tag 4

Wie fühle ich mich heute?	Was war heute besonders gut?	Wie fit war ich heute Morgen?	Mein heutiges Erfolgserlebnis	Wofür bin ich heute dankbar?

Tag 5

Wie fühle ich mich heute?	Was war heute besonders gut?	Wie fit war ich heute Morgen?	Mein heutiges Erfolgserlebnis	Wofür bin ich heute dankbar?

Tag 6

Wie fühle ich mich heute?	Was war heute besonders gut?	Wie fit war ich heute Morgen?	Mein heutiges Erfolgserlebnis	Wofür bin ich heute dankbar?

Tag 7

Wie fühle ich mich heute?	Was war heute besonders gut?	Wie fit war ich heute Morgen?	Mein heutiges Erfolgserlebnis	Wofür bin ich heute dankbar?

Tag 8

Wie fühle ich mich heute?	Was war heute besonders gut?	Wie fit war ich heute Morgen?	Mein heutiges Erfolgserlebnis	Wofür bin ich heute dankbar?

Tag 9

Wie fühle ich mich heute?	Was war heute besonders gut?	Wie fit war ich heute Morgen?	Mein heutiges Erfolgserlebnis	Wofür bin ich heute dankbar?

Tag 10

Wie fühle ich mich heute?	Was war heute besonders gut?	Wie fit war ich heute Morgen?	Mein heutiges Erfolgserlebnis	Wofür bin ich heute dankbar?

Tag 11

Wie fühle ich mich heute?	Was war heute besonders gut?	Wie fit war ich heute Morgen?	Mein heutiges Erfolgserlebnis	Wofür bin ich heute dankbar?

Tag 12

Wie fühle ich mich heute?	Was war heute besonders gut?	Wie fit war ich heute Morgen?	Mein heutiges Erfolgserlebnis	Wofür bin ich heute dankbar?

Tag 13

Wie fühle ich mich heute?	Was war heute besonders gut?	Wie fit war ich heute Morgen?	Mein heutiges Erfolgserlebnis	Wofür bin ich heute dankbar?

Tag 14

Wie fühle ich mich heute?	Was war heute besonders gut?	Wie fit war ich heute Morgen?	Mein heutiges Erfolgserlebnis	Wofür bin ich heute dankbar?

Tag 15

Wie fühle ich mich heute?	Was war heute besonders gut?	Wie fit war ich heute Morgen?	Mein heutiges Erfolgserlebnis	Wofür bin ich heute dankbar?

Tag 16

Wie fühle ich mich heute?	Was war heute besonders gut?	Wie fit war ich heute Morgen?	Mein heutiges Erfolgserlebnis	Wofür bin ich heute dankbar?

Tag 17

Wie fühle ich mich heute?	Was war heute besonders gut?	Wie fit war ich heute Morgen?	Mein heutiges Erfolgserlebnis	Wofür bin ich heute dankbar?

Tag 18

Wie fühle ich mich heute?	Was war heute besonders gut?	Wie fit war ich heute Morgen?	Mein heutiges Erfolgserlebnis	Wofür bin ich heute dankbar?

Tag 19

Wie fühle ich mich heute?	Was war heute besonders gut?	Wie fit war ich heute Morgen?	Mein heutiges Erfolgserlebnis	Wofür bin ich heute dankbar?

Tag 20

Wie fühle ich mich heute?	Was war heute besonders gut?	Wie fit war ich heute Morgen?	Mein heutiges Erfolgserlebnis	Wofür bin ich heute dankbar?

Tag 21

Wie fühle ich mich heute?	Was war heute besonders gut?	Wie fit war ich heute Morgen?	Mein heutiges Erfolgserlebnis	Wofür bin ich heute dankbar?

Tag 22

Wie fühle ich mich heute?	Was war heute besonders gut?	Wie fit war ich heute Morgen?	Mein heutiges Erfolgserlebnis	Wofür bin ich heute dankbar?

Tag 23

Wie fühle ich mich heute?	Was war heute besonders gut?	Wie fit war ich heute Morgen?	Mein heutiges Erfolgserlebnis	Wofür bin ich heute dankbar?

Tag 24

Wie fühle ich mich heute?	Was war heute besonders gut?	Wie fit war ich heute Morgen?	Mein heutiges Erfolgserlebnis	Wofür bin ich heute dankbar?

Tag 25

Wie fühle ich mich heute?	Was war heute besonders gut?	Wie fit war ich heute Morgen?	Mein heutiges Erfolgserlebnis	Wofür bin ich heute dankbar?

Tag 26

Wie fühle ich mich heute?	Was war heute besonders gut?	Wie fit war ich heute Morgen?	Mein heutiges Erfolgserlebnis	Wofür bin ich heute dankbar?

Tag 27

Wie fühle ich mich heute?	Was war heute besonders gut?	Wie fit war ich heute Morgen?	Mein heutiges Erfolgserlebnis	Wofür bin ich heute dankbar?

Tag 28

Wie fühle ich mich heute?	Was war heute besonders gut?	Wie fit war ich heute Morgen?	Mein heutiges Erfolgserlebnis	Wofür bin ich heute dankbar?

Mitochondrien – Zellkraftwerke für das allgemeine Wohlbefinden

Es ist faszinierend, wie sehr die Mitochondrien doch Verantwortung für das allgemeine Wohlbefinden und die Gesundheit tragen und was eine kleine Erschöpfung dieser Organellen für ein großes, weitläufiges Ausmaß mit sich bringt, ohne dass dies den Menschen wirklich bewusst ist. Es ist daher umso bedauerlicher, dass ebendiesen Zellkraftwerken so wenig Aufmerksamkeit geschenkt wird, wenn es um die Anamnese und letztendlich die Heilung verschiedener Krankheiten geht, wo doch die Ursache von fast allen Beschwerden genau dort zu finden ist. Niemand ist jedoch weiterhin darauf angewiesen, symptomatisch chemische Medikamente einzunehmen, um eine temporäre Verbesserung zu erzielen beziehungsweise sich mit der Situation und dem Zustand abzufinden.

Wenn Sie Ihr alltägliches Leben und Ihren Stil einmal stichpunktartig niederschreiben, können Sie leicht erkennen, wo die eine oder andere Baustelle noch mehr Beachtung bekommen darf und gegebenenfalls zum Besseren für Sie und Ihre Gesundheit verändert werden kann. Vor allem geht es hier um das Thema Ernährung, dies ist oft der Schlüssel, denn das, was wir täglich konsumieren, entscheidet darüber, ob wir unseren Zellen Energie liefern oder ihnen diese rauben. Was können Sie über Ihre Ernährung sagen? Wo können Sie ansetzen, was können Sie optimieren? Sie haben es in Ihrer Hand, Sie dürfen die Verantwortung für sich selbst wieder vollständig tragen und bewusst jeden Tag aufs Neue die Entscheidung treffen, ein Energielieferant für Ihre Zellen zu sein, die im Gegenzug wiederum Sie mit Energie versorgen. Schaffen Sie einen ausgeglichenen Kreislauf. Mit den in diesem Ratgeber vorgestellten Maßnahmen und Methoden können Sie Ihre emotionale und körperliche Verfassung auf ein ganz neues Level bringen und alltäglich auf Ihr Gesundheitskonto einzahlen, um auch noch im hohen Alter von den Ersparnissen zu zehren.